心脏外科

住院医师规范化培训手册

主编　肖　健　王志农

科学出版社

北京

内 容 简 介

本书主要包括心脏外科基础知识、心脏外科患者入院后管理及术前准备、心脏外科手术中注意事项、心脏外科患者术后管理、微创心脏手术及冠心病手术方式的选择6个方面的内容,以解决临床实际问题为导向,阐述最基础和最关键的理论知识、处理方法及注意事项,着重培养住院医师的临床思维能力和疾病诊疗能力。

本书重点突出,贴近临床,可读性强,是心脏外科低年资医师、轮转规培医师、实习医师及相关护理人员的实用型参考书。

图书在版编目(CIP)数据

心脏外科住院医师规范化培训手册/肖健,王志农主编.-- 北京:科学出版社,2020.9
ISBN 978-7-03-065875-3

Ⅰ.心… Ⅱ.①肖…②王… Ⅲ.心脏外科手术–职业培训–手册 Ⅳ.R654.2-62

中国版本图书馆 CIP 数据核字(2020)第 153828 号

责任编辑:肖 芳 / 责任校对:郑金红
责任印制:赵 博 / 封面设计:吴朝洪

科 学 出 版 社出版
北京东黄城根北街 16 号
邮政编码:100717
http://www.sciencep.com

北京凌奇印刷有限责任公司印刷
科学出版社发行 各地新华书店经销
*

2020 年 9 月第 一 版 开本:787×1092 1/32
2020 年 9 月第一次印刷 印张:4
字数:80 000
POD定价:42.00元
(如有印装质量问题,我社负责调换)

编写名单

主　　编　肖　健　王志农

副主编　徐激斌　乌立晖　康　波

　　　　　李　军

主编助理　闵　捷

编　　者　（按姓氏汉语拼音排序）

陈　挺　　陈旭娇　　程鹏超

高　阳　　洪　江　　康　波

乐士冠　　李　军　　李　伟

凌新宇　　闵　捷　　申　华

孙　骁　　王　婧　　王　培

王　擎　　王晶晶　　王俊男

王志农　　乌立晖　　奚　望

肖　健　　徐激斌　　薛　乾

薛小飞　　杨　潜　　殷　亮

翟骏宇　　张宇峰

　　心脏外科作为20世纪发展最快的外科学分支之一，在解剖结构、围手术期准备、手术步骤、术后监护等方面，均存在较高的难度，给青年医师带来巨大的挑战。住院医师规范化培训是目前国内医师临床技能培训的主要方式，大部分住院医师没有经过心脏外科的专业训练。因此，本书以解决临床实际问题为导向，用较为浅显的语言，把最基础和关键的理论知识阐述清楚，将临床实用的、核心的处理方法、操作流程以及注意事项总结记录下来，编写成册，让刚刚踏入心脏外科领域的青年医师和相关护理人员从中受益。

　　本书的作者来自海军军医大学第二附属医院、复旦大学附属中山医院等国内大型教学医院，长期从事心脏外科医疗、教学与科研工作，书中内容包含了作者们的个人体会和经验、国际指南中的一些共识，以及一些著名专家的心得和经验。全书共6章，包括了心脏外科基础知识、心脏外科患者入院后管理及术前准备、心脏外科手术中注意事项、心脏外科患者术后管理、微创心脏手术及冠心病手术方式的选择，重点介绍了心脏外科患者术前、术中、术后各个环节的处理要点和注意事项，同时对心脏外科的基础知识以及心脏外科领域的各种理论、观点、技术和手术方法进行了简要介绍。

本书能够顺利付梓,得到了海军军医大学第二附属医院胸心外科学主任、外科学及野战外科学教研室主任、博士生导师王志农教授的大力支持和鼓励。徐激斌副主任、乌立晖副主任等也提出了宝贵意见并分享了心得体会,使本书增色不少。尽管如此,因学识所限,本书的不足和疏漏之处难免,我们真诚地希望心脏外科学界同仁及广大读者提出批评和指正。

中国人民解放军海军军医大学第二附属医院

肖 健

2020 年 8 月于上海

目录

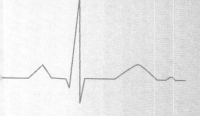

第1章

心脏外科基础知识

一、心脏的基本解剖

心脏位于胸腔内的左、右两肺之间，心脏的大小通常和自己的拳头大小相近，分为左、右两半，每一半又分为回收血液的心房和射血的心室，所以心脏共分为左、右心室和左、右心房4个腔室（图1-1）。

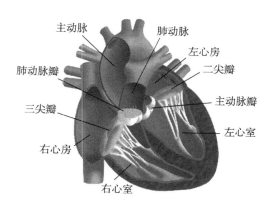

图 1-1　心脏的基本结构

此外，在心室出入口处都有如同"门"或"窗"作用的结构，称为瓣膜。在左心室的入口处有二尖瓣，出口处有主动脉瓣；右心室的入口处有三尖瓣，出口处有肺动脉瓣。瓣膜的作用是使血液只能向固定的方向流动，防止血液逆流。

二、心脏疾病的常见症状

（一）胸痛

心脏最主要的功能是泵血，这主要是由心肌完成的。心肌也需要营养物质，而良好的心肌血液供应是心肌正常功能的重要保证。当心肌不能获得足够的血液（心肌缺血）和氧气时就会出现胸部紧缩感或压榨感，甚至胸部剧烈疼痛。这种疼痛因人而异，部分患者可能在患病过程中始终没有胸痛的发生。另外，其他疾病也可能出现胸痛，如心包炎、胸膜炎、肺栓塞、急性主动脉夹层等，但这些疾病的胸痛表现与心肌缺血产生的心绞痛有一定的差别，需结合进一步的检查并对其结果进行分析后才能确诊。

（二）胸闷

患者有呼吸不畅的感觉，也可以理解为呼吸困难、气急，是心肌缺血缺氧或心力衰竭的常见表现。在缺血性心脏病（如冠心病）和心力衰竭早期，只出现在体力劳动时，随着病情的逐渐加重和不断进展，即使轻微活动甚至休息的时候也会出现呼吸困难。严重心力衰竭的患者平卧位时更容易出现气促，因此有些患者会有夜间睡觉时因不能平卧而采取高枕卧位的睡姿。

（三）乏力

心脏泵血功能下降，活动时血液和氧气供应不能满足机体需要，患者常感到活动后容易疲劳与四肢无力。但这些症状早期不易引起重视，因此往往延误病情的早期诊断。

（四）心悸

所谓心悸，也就是通常所说的心慌，是由于人们主观感觉产生的对心脏跳动的一种不适感觉。心悸既可由心脏活动的频率、节律或收缩强度的改变而导致，也可在心脏活动完全正常的情况下产生，后者是由于人们对自己的心脏活动特别敏感而导致。健康人一般仅在剧烈运动、精神高度紧张或高度兴奋时才会感觉到心悸，属于正常情况。少数情况下（如心脏神经症或过度焦虑的患者），虽然没有心律失常或器质性心脏病，但由于交感神经张力增高，心跳有力，患者也常因心悸而就诊。

通常情况下人们对自己的心跳没有感觉，只有在左侧卧位时才会感觉到自己的心跳，部分年轻人在剧烈活动后可能会感觉到自己强而有力的心跳。大部分长期心脏瓣膜疾病患者会出现心房颤动等心律失常的表现，此时他们就会感觉到心悸。当然诊断之前要首先明确患者是否有原发性心律失常等其他因素。

（五）头晕

当心功能不全、心脏泵血功能下降时可能会导致脑供血不足，从而出现头晕的表现。另外，心脏外科比较常见的是长期心脏瓣膜疾病患者伴有心房颤动后容易形成左心房血栓，而血栓脱落后会引起各个部位血管的栓塞，甚至造成心肌梗死等严重后果。当这些小的栓子流经脑部血管时也可能造成脑血管的栓塞，也就是通常所说的腔隙性梗死或脑梗死，从而出现头晕的症状。

（六）水肿

水肿就是液体在组织中的蓄积。当血液潴留在静脉血管时，静脉压力就会升高，迫使液体由静脉渗入到组织中。当心力衰竭时，心脏不能把血液充分泵出，因此血液回流到心脏时受阻，静脉压力就会升高，导致组织水肿。由于重力的作用，水肿多发生于双侧下肢，如足踝、小腿等部位。

（七）发绀

发绀是指皮肤或黏膜出现蓝色或紫色的异常外观，多表现在口唇等部位。是由于血液中还原血红蛋白的量超过正常水平。发绀多见于先天性心脏病（右向左分流）、长期严重的心脏瓣膜疾病等。

（八）咯血或痰中带血

咯出的血虽然来自呼吸道，但由于心脏与肺关系密切，有时心脏病是引起呼吸道出血的原因，如急性肺水肿、严重二尖瓣狭窄、左心功能不全和主动脉瘤破入支气管等，一旦出现都需要立即前往医院就诊。

（九）其他

头颈部如果发现由锁骨上延伸到耳垂方向凸起一条血管，如小指粗（颈静脉怒张），很可能已经发生了右心功能不全。

如果患者没有肩周炎的病史，或者在天气晴好时，左肩、左手臂内侧有阵阵酸痛，这也有可能是冠心病。

手（足）指（趾）末端明显粗大，并且甲面凸起如鼓槌状（又称杵状指），常见于慢性肺源性心脏病或发绀型先天性心脏病患者。

三、常见心脏外科疾病的主要表现

（一）心脏瓣膜疾病

心脏瓣膜如同单向的旋转门，辅助血液在心脏的4个腔室内规则流动。心脏的左、右心室各有一个单向流入的瓣膜和单向流出的瓣膜。心脏瓣膜异常时可表现为关闭不全（导致血液反流）或开放不完全（导致血流部分受阻）。有时1个瓣膜可能同时存在2种问题，也有时2个甚至3个瓣膜存在问题。任何一种情况都会严重影响心脏的泵血功能。

1. 二尖瓣狭窄

（1）呼吸困难：主要在劳累后出现，严重时日常活动都可能诱发，甚至有些患者夜间不能平卧（即端坐呼吸）。

（2）咯血：可表现为突然咯血、痰中带血或粉红色泡沫痰等。

（3）胸痛：约有15%的二尖瓣狭窄患者有胸痛，大部分患者手术后可缓解。

（4）血栓栓塞：是二尖瓣狭窄的严重并发症，约有20%患者发生血栓，其中15%～20%的患者因此而死亡。血栓栓塞多发生于伴有心房颤动的患者，甚至有些患者最先表现出的症状就是栓塞的症状，如脑栓塞等。

（5）二尖瓣面容：表现为面颊紫红和口唇发绀。一旦出现二尖瓣面容，可能表示患者有严重的二尖瓣狭窄，心脏泵血功能降低。

2. 二尖瓣关闭不全　二尖瓣关闭不全症状的轻重取决于二尖瓣反流的严重程度。早期患者多无明显症状或仅有轻度不适感，病情严重的患者可表现为容易疲劳、劳力性呼吸困难、不能平卧等，活动耐力显著下降。晚期右心衰竭时可出现右上腹部（肝区）触痛，颈静脉怒张，踝部水肿，胸腔积液或腹水。急性者可很快发生咳粉红色泡沫痰，即急性左心衰竭或肺水肿。

3. 主动脉瓣狭窄

（1）心绞痛：对于主动脉瓣狭窄的患者来说，心绞痛是最早也是最常出现的症状。

（2）晕厥：即通常所说的昏倒。多发生在劳累时，也可发生在休息的时候。晕厥发生前多有心绞痛病史。

（3）左心衰竭：表现为劳累后呼吸困难和端坐呼吸等。

4. 主动脉瓣关闭不全

（1）呼吸困难：多为劳累后呼吸困难，甚至端坐呼吸。

（2）胸痛：较主动脉瓣狭窄患者少见。

（3）心悸：左侧卧位或俯卧位时明显，也常见于情绪激动或劳累后。

（4）晕厥：比较少见。

（二）先天性心脏病

先天性心脏病多见于婴幼儿，是由于遗传或发育异常等造成的心脏结构畸形。通常最初由于心脏杂音或发绀而被发现，另外患儿多表现出喂养困难、出汗、苍白、烦躁、易哭闹、呼吸急促或吮吸无力等。患儿发育常较同龄儿童差、活动耐力差，严重的可伴有杵状指等。临床表现因各种心脏病的不同而有所差别。心脏杂音结合心脏彩超检查即可明确诊断。

（三）冠状动脉粥样硬化性心脏病

冠状动脉粥样硬化性心脏病简称冠心病，多为心绞痛，严重时可造成心肌梗死，好发于老年患者。近年来由于人们生活水平的提高，以及不良的生活习惯、工作压力增大、人口老龄化等因素，冠心病的发病率明显增高。高龄、高血压、高脂饮食、吸烟和肥胖等都是冠心病发病的危险因素。冠心病最典型的表现就是心绞痛。典型的心绞痛表现为胸部正中（胸骨后）部位的压榨感或疼痛，且可同时出现左侧肩部、背部的不适或疼痛。当然这些表现并不是绝对的，尤其在老年人中变化更大，有些容易误以为"胃痛"而忽视病情，耽误治疗。大部分患者可出现心电图的异常。

（四）其他心脏病

1. **感染性心内膜炎** 由于细菌等微生物造成的心内膜

表面感染，瓣膜大多受损，且容易复发。比较常见的是亚急性感染性心内膜炎。主要表现为发热、关节肌肉疼痛和皮肤瘀斑等，有时候伴有贫血、脾大，甚至伴发心力衰竭，一经发现应及早就诊。心脏外科瓣膜置换术后的患者应尤为注意。

2. 梗阻性肥厚型心肌病　梗阻性肥厚型心肌病是指心室肌过度增厚、僵硬而影响心脏功能，可以是先天性的，也可以是后天获得的。主要表现为晕厥、胸痛、气促及心悸等。晕厥多发生在活动后，严重时可猝死。

3. 慢性缩窄性心包炎　慢性缩窄性心包炎通常是由心脏周围纤维组织增生引起的，如同在心脏表面穿了一副"铠甲"，影响心脏的舒张功能。以往结核是其主要病因，患者多为儿童与青年，起病隐袭。主要表现为心慌、气短、胸闷、乏力、消瘦、上腹胀痛不适和肝区疼痛，甚至出现胸腔积液。

四、心脏外科疾病常用的诊断方法

心脏病的诊断和评估是一项非常复杂、严谨的工作，需要临床经验丰富的专科医师和专业技术人员共同完成。

（一）体格检查

尽管现代的各种仪器检查和化学检验技术突飞猛进，但经典的体格检查对于心脏病患者而言，仍是一种经济、可靠而又安全无创的诊断技术。

体格检查的主要内容包括视（营养状态、胸廓情况、口唇颜色、肢体有无水肿及心尖搏动位置等）、触（确定有无肝大、能否感受心脏的异常颤动等）、叩（确定心脏大小及与肺部位置的关系）、听（借助听诊器听诊呼吸音有无异常、心脏有无杂音及心律有无改变等），这些基本的体格检查往往能够对病情做出基本的诊断并对制订进一步的诊疗方案具有重要的指导意义。

（二）血液化验

血液化验是心脏病诊断中的重要检验技术，主要包括以下项目。

1. 全血细胞计数 红细胞增加提示组织缺氧，可能患有发绀型心脏病。

2. 血液生化检验 了解患者肝、肾功能和电解质情况，特别是肌酐升高，提示肾功能损害，可能造成手术后的并发症。

3. 部分凝血酶原时间（PTT）和凝血酶原时间（PT） 对手术的实施具有决定性影响。

4. 动脉血气分析检查 反映患者肺功能的情况。

（三）胸部X线检查

胸部X线检查是一种传统的同时也是非常有用的胸部疾病检查方法。借此我们可以了解：心脏形态及大小的改变、是否存在心包或胸腔积液，肺部是否有充血、缺血或感染。

（四）心电图和24h动态心电图监测

心电图（ECG）和24h动态心电图监测都是非常快速和有效的心脏疾病检查方法，许多先天性心脏病都可以通过心电图和24h动态心电图监测获得丰富的信息，为进一步诊断和治疗提供指导。另外，有时候我们可能还需要进行一些运动或药物的刺激，以此观察ECG的改变。

（五）超声心动图

超声心动图是应用超声波回声探查心脏和大血管以获取有关信息，并用于诊断心脏疾病和评定心脏功能的一组无创性检查方法。做超声心动图检查时无须任何准备，可以随时检查，目前在心脏疾病的诊断中已经成了最有力的"武器"。当怀疑患者可能有心脏疾病，且完成了以上的一些简单检查后，首先想到的就应该是进行心脏超声检查。心脏结构及功能的异常在超声上都能得到很好体现，但是很多复杂的先天性心脏病的诊断是一项非常困难的工作。

（六）心导管检查

心导管检查是一种特殊的检查手段，简单地说，就是用一根柔软、细长的管道通过静脉或动脉插入患者心脏内而进行一系列的检查，例如测量压力、采取标本及显示结构。另外，还可以通过心导管进行一些简单的治疗，如房间隔开窗、流出道扩张、动脉导管未闭（patent ductus arteriosus，PDA），或主肺侧支封堵等。心导管检查相对复杂和昂贵，但对于一些复杂的先天性心脏病还是必不可少的。

五、心功能的初步评估

目前国内外医院均采用美国纽约心脏病学会

（NYHA）提出的标准来对心功能进行分级。

Ⅰ级：体力活动不受限制。一般的体力活动并不产生疲乏、呼吸困难或心悸等症状。

Ⅱ级：轻度体力限制。休息时毫无不适症状，但一般活动后可产生疲乏、心悸、呼吸困难或心绞痛。

Ⅲ级：明显体力受限。虽然休息时无症状，但较轻的体力活动即可产生症状。

Ⅳ级：任何体力活动都导致不适。在休息时已有心力衰竭的症状，任何活动可加重症状。

此外，为了更准确而可靠地评价患者的心功能情况，还可以进行6min步行试验，以评定慢性心力衰竭患者的运动耐力。这种方法要求患者在平直走廊里尽可能快地行走，测定6min的步行距离，若＜150m，则表明为重度心力衰竭；150～425m为中度心功能不全；426～550m为轻度心功能不全。

第2章

心脏外科患者入院后管理及术前准备

一、询问病史及入院告知

（1）患者入院后住院医师应在规定时间内查看患者，介绍治疗小组成员。

（2）及时采集病史、体检、开医嘱，简单介绍诊疗计划及注意事项。

（3）向家属告知病情，并请患者及其家属签署入院告知书。

二、术前宣教的主要内容

（1）保持平静、愉快的心情，避免情绪过度波动。

（2）注意休息，应劳逸结合，注意保暖。

（3）抗凝、降脂、降压、降糖等药物应按医嘱准时服用，不可自行随意增减。

（4）术前数日训练在床上大、小便及足部背屈运动。

（5）术前戒烟，并学会深呼吸及有效的咳嗽方法，防止术后肺不张及肺部并发症。

（6）术前做好与患者的沟通，如在插管期间，应以询问为主，患者以轻微点头或摆头作答，或事先约定基本手势，如伸拇指为排大便，伸小指为排小便。

（7）取大隐静脉者，术前做好皮肤清洁工作，保持双下肢皮肤完整，避免搔抓，如有皮肤炎症者应及时通知上级医师。

三、术前注意事项

（1）纠正患者营养不良、贫血及肝、肾和其他脏器功能障碍。

（2）纠正心力衰竭，使患者处于可能的最佳状态。

（3）术前1周给予普通饮食，以利于调整电解质平衡，如患者长期服用利尿药，则术前1周将口服氯化钾适量增加，以克服体内钾的不足。

（4）排除或控制一切感染病灶，请相关科室会诊。

（5）感染性心内膜炎患者首先应做"3次、3部位、30min间隔"的血培养，然后选择性地应用窄谱抗生素，根据血培养结果及时调整药物。

（6）重症患者应在术前1周静脉滴注葡萄糖、胰岛素和氯化钾溶液(GIK溶液)，以保护心肌。

（7）青霉素皮肤敏感试验（简称皮试）阳性者，应加做头孢菌素皮试，并在术前备好相应足量的抗生素等药物。

（8）术前应对患者进行心理治疗，让患者及其家属正确地了解手术过程及可能出现的各种情况，消除顾虑，增加医患互信，以利于患者主动配合。

（9）麻醉后、切皮前应预防性给予一个剂量抗生素（一般为第二代头孢类抗生素）；手术前应准备术中特殊的用药。

四、诊疗计划

（一）先天性心脏病

（1）口服液：利尿药（氢氯噻嗪、呋塞米、螺内酯等），轻中度肺动脉高压患者给予降低肺动脉压药〔硝酸异山梨酯、钙离子拮抗药、血管紧张素转化酶抑制药（ACEI）等〕，术前24h停用ACEI。

（2）重度肺动脉高压患者给予吸氧、前列环素、前列地尔、枸橼酸西地那非等。

（3）心功能不全患者给予洋地黄（地高辛），发绀患者根据情况决定。

（4）实验室检查：三大常规+大便隐血（OB）、肝肾功能、血电解质、HBVM、HIV、HCV、RPR、DIC全套、血浆抗凝血酶Ⅲ(ATⅢ)定量+活性、定血型。

（5）辅助检查：心脏超声、胸部X线（正位片+左前斜位片+右前斜位片）、心电图。

（6）封堵术或复杂畸形者申请术中经食管超声心动图（TEE）。

（7）注意事项

1）先天性心脏病患者术前应分别测四肢血压及四肢血氧饱和度（SpO_2）。

2）对有明显发绀患者应分别测静息状态和活动后SpO_2。

（二）心脏瓣膜疾病

（1）口服药：洋地黄（地高辛），利尿药（氢氟噻嗪、呋塞米、螺内酯等）；扩张血管药和降低肺动脉压药（硝酸异山梨酯、钙离子拮抗药、ACEI等），术前24h停用ACEI。

（2）对于心功能NYHA Ⅳ级患者静脉应用多巴胺、多巴酚丁胺、硝酸甘油等，记录24h尿量。

（3）实验室检查：三大常规+OB、肝肾功能、血糖、血电解质、HBVM、HIV、HCV、RPR、DIC全套、ATⅢ定量+活性、抗链"O"、红细胞沉降率（血沉）、定血型。

（4）辅助检查：心脏超声、胸部X线（正位片+左前斜位片+右前斜位片）、心电图。

（5）瓣膜成形术患者申请术中TEE。

（三）冠心病

（1）术前3～5d停用硫酸氢氯吡格雷和阿司匹林，改用低分子肝素皮下注射每12 h 1次。

（2）口服药：扩张冠状动脉药（硝酸异山梨酯、单硝酸异山梨酯等）、美托洛尔、降压药（钙离子拮抗药、ACEI）、降糖药、降脂药（辛伐他汀、氟伐他汀等）、利尿药（氢氯噻嗪、呋塞米、螺内酯等）、通便药，术前24h停用ACEI。

（3）实验室检查：三大常规+OB、肝肾功能、血糖、血电解质、HBVM、HIV、HCV、RPR、DIC全套、定血型、血脂分析、心肌蛋白全套、血糖。

（4）辅助检查：心脏超声、胸部X线、心电图、血气分析、肺功能、颈动脉血管彩超及CT。

（5）注意事项

1）对于左主干病变或类似左主干病变（狭窄>90%）患者，告病重，绝对卧床、吸氧、静脉注射硝酸甘油。心绞痛不稳定者可静脉注射加用地尔硫䓬，必要时预防性使用主动脉球囊反搏术（IABP）。

2）心绞痛发作时，给予舌下含服硝酸甘油，必要时肌内注射吗啡，行12导联心电图、心肌蛋白全套检测。

3）糖尿病患者测血糖每日4次，根据血糖行胰岛素（RI）治疗。

4）胸部X线、造影、超声提示有主动脉钙化患者，须进行胸部CT检查。

（四）主动脉瘤和主动脉夹层分离

（1）急性主动脉夹层分离患者收住ICU，并立即行动、静脉穿刺。

（2）控制心率60～70次/分，收缩压90～120mmHg。

（3）测量四肢血压和检查四肢动脉搏动情况。

（4）口服药：给予降压药（钙离子拮抗药等）、美托洛尔、镇痛（曲马多、吗啡等）、吸氧、通便（酚酞片等）。必要时静脉应用硝酸甘油、硝普钠、艾司洛尔、乌拉地尔等。

（5）实验室检查：三大常规、肝肾功能、血电解质、HBVM、HIV、HCV、RPR、DIC全套、ATⅢ定量+活性、定血型。

（6）辅助检查：心脏超声、胸部X线、心电图、CTA（申请单注明全主动脉及增强）、血气，应尽量床旁检查，减少患者搬动。

五、特殊检查指征

（一）冠状动脉造影和心导管检查

（1）冠心病和心肌梗死患者术前检查。

（2）非冠心病患者，如果年龄＞60岁均应术前行冠状动脉造影，有高危因素（糖尿病、高血压、家族史和高血脂等），男性＞45岁、女性＞50岁亦应行冠状动脉造影。

（3）左心室流出道梗阻、主动脉缩窄等超声诊断不明确时行左心导管检查。

（4）复杂、发绀型先天性心脏病和重度肺动脉高压者必要时进行右心导管检查。

（5）重度肺动脉高压者必须在术前1d或手术当日麻醉前行漂浮导管检查。

1）造影医嘱（及碘试验）应在造影前1d开出并通知住院总医师。

2）造影术后补液1000ml生理盐水和酌情应用抗生素，同时给予小剂量利尿药。

（二）肺功能检查

（1）年龄＞70岁的患者均应行肺功能检查。

（2）有明确慢性肺病史（如慢性阻塞性肺疾病、矽肺等）必须行肺功能检查。

（3）有哮喘病史。

（4）长期吸烟史。

（5）有胸部放射治疗史。

（6）长期应用胺碘酮治疗。

（7）胸部X线提示肺气肿。

（8）一般先天性心脏病患者无须做肺功能检查。

（三）颈、股动脉彩超检查

（1）年龄＞70岁。

（2）长期高血压病史。

（3）脑卒中/短暂性脑缺血发作（TIA）病史。

（4）颈动脉闻及杂音。

（5）左主干病变。

（6）主动脉钙化影。

（7）准备放置IABP。

（8）准备股动静脉插管的手术患者。

六、手术时机的选择

（1）冠心病择期术前抗血小板药（硫酸氢氯吡格

雷、阿司匹林）停药3～5d后手术。

（2）行经皮腔内冠状动脉成形术（PTCA）+支架置入术术后1个月可手术。

（3）行肾动脉支架置入术后2周可手术。

（4）服用华法林术前3d停药。

（5）脑梗死后需4周可手术。

（6）急性心肌梗死后2周以上可手术。

（7）急性心肌梗死+左主干病变：IABP辅助，1周后可手术。

（8）急性心肌梗死+严重心肌梗死并发症：IABP辅助，若血流动力学不稳定则急诊手术（极高危）。

（9）术前营养状态差，HCT＜30%，ALB＜30g/L为手术相对禁忌证。

七、术前谈话确认事项

（1）打印手术前病史、术前病程记录、术前小结、术前讨论，并回顾检查结果有无异常。

（2）主刀医师或第一助手负责术前谈话签字，谈话前再次复核以上病史和术前检查、有无入院告知书等。与主刀医师确认手术方案及家属谈话注意事项，手术方案应力求考虑全面及可能的选择。

（3）填写手术知情同意书，保留手术知情同意书上所有条款。

（4）同时签署输血同意书及自费药、自费耗材等同意书。

（5）确认用血通知书已送达血库。

（6）如果术前、术中发现意外情况或须更改术式，须立即告知家属并签字。

八、术前医嘱

（一）体外循环术前医嘱

（1）定于明天××点在全身麻醉体外循环下行×××手术。

（2）备皮。

（3）备血，根据手术大小决定备血量。

（4）备血小板××单位、冷沉淀××单位（动脉瘤、二次手术、血小板低下患者等）。

（5）以下药物应酌情带入手术室：抗生素、乌司他丁、抗血友病球蛋白B（PPSB，必要时）、甲泼尼龙、白蛋白、氨甲环酸、鱼精蛋白等。

（二）非体外循环术前医嘱

（1）备皮。

（2）备血。

（3）抗生素带入手术室，同体外循环术前医嘱。

（三）动脉瘤手术医嘱

（1）同体外循环手术准备。

（2）备皮（双侧腋部、腹股沟）。

（3）深低温停循环（制酸药和甲泼尼龙1000mg）。

（4）血小板××单位、冷沉淀（Ⅷ因子）××单位和凝血酶原复合物等止血。

（四）术前医嘱注意事项

（1）术前日晚用药：地西泮5mg或苯巴比妥，奥美拉唑40mg。

（2）术晨用药（6：00）：非体外下搭桥术加硝酸异山梨酯10mg，美托洛尔（同长期医嘱用量）。

（3）术前、术晨用药于手术前1d上午开临时医嘱。

（4）房间隔缺损封堵、瓣膜修复手术、危重患者提前1d申请术中TEE。

（5）须应用血小板者，术前1d上午主动联系血库并在下午确认。

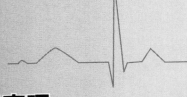

第3章

心脏外科手术中注意事项

一、麻醉方法

（1）静脉吸入复合全身麻醉和低温麻醉是目前体外循环心内直视手术最常用的麻醉方法。

（2）建立动脉和静脉通道:主要包括桡动脉测压、中心静脉测压及静脉输液通道的建立，可依据具体情况于麻醉前或麻醉后进行。

（3）如有特殊监测要求，应在手术申请时注明。

二、体外循环的建立与脱离

（1）主动脉2-0 Ethicon双荷包缝合，插主动脉灌注管。

（2）上腔静脉2-0 Ethicon荷包缝合，插上腔静脉引流管。

（3）下腔静脉2-0 Ethicon荷包缝合，插下腔静脉引流管（注：单纯主动脉瓣、单纯体外循环搭桥可仅经右心耳插腔房管）。

（4）体外循环后（阻断升主动脉后）切开心房减压引流。

（5）根据手术种类决定温度，浅低温为30～32℃，中低温为26～30℃，深低温为18～20℃。

（6）经主动脉根部灌注4∶1冷心脏停搏液1000ml左右，主动脉瓣患者需手术切开主动脉后经左、右冠状动脉开口灌注冷心脏停搏液，以后每25min灌注500ml，每次复灌前要冲洗冷心脏停搏液至冷却温度。

（7）搭桥及同期合并其他手术，顺灌：每支1000ml；逆灌：每支500ml；桥灌：每支50ml。

（8）复温至37.5℃，心跳有力、血流动力学稳定、ECG无严重心律失常和缺血表现，流量逐渐降至500ml/min，即可停机。

三、手术步骤

1. 切口　胸骨正中切口是标准的体外循环心脏直视手术切口，显露效果好，适合大部分心脏手术。切口起自胸骨切迹稍下，达剑突下约5cm。一般从胸骨切迹至胸骨剑突与脐连线上1/4处，切口应至胸骨骨膜。

2. 锯开胸骨　沿正中线切开胸骨骨膜，分离胸骨上窝；然后解剖剑突并分离胸骨后间隙。切除剑突后，用电（风）动锯沿中线将胸骨纵行锯开。骨膜用电凝止血，胸骨骨髓腔用骨蜡止血。注意及时清除胸骨切缘上过多的骨蜡，以免异物形成潜在感染灶而延迟愈合。

3. 切开心包　纵行正中切开心包，上达升主动脉反折部，下达膈肌，切口下端向两端各切一侧口以利于显露（上、下两端的横切口）。之后将心包切缘缝合（2-0不吸收线）固定于双侧胸骨外的软组织上，用撑开器逐步撑开胸骨，必要时以纱布垫保护两端的胸骨切缘，显露心脏。

4. 心外探查　分别探查主动脉，肺动脉，左、右心房，左、右心室，上下腔静脉和肺静脉的大小、张力及是否震颤，还要检查是否存在左上腔静脉及其他心外可以发现的畸形。

5. 建立体外循环

（1）动脉插管：肝素化（3mg/kg或200U/kg）后（切记：一定要让麻醉医师确认），在升主动脉的远端，用2-0涤纶线在近心包反折处的主动脉外膜上缝两个同心圆荷包缝线，其位置以能引导血液至主动脉弓而不直接进入头臂干为宜，均不穿透主动脉全层，一般仅缝在主动脉外膜深度，荷包线的开口左、右两侧各一。将荷包线套入止血器，以备插管时止血和固定。将荷包中央部分的外膜切除后，用小圆（尖）刀刀在荷包中央切一略小于动脉插管口径的切口，退出刀刃的同时将动脉插管送入升主动脉切口内，立即收紧两个荷包线的止血器，并用粗丝线将动脉插管与止血器固定在一起。最后将动脉插管固定在切口边缘或撑开器的叶柄上，将插管与人工心肺机连接；连接时应确保血液流畅、无气泡残留在供血管内。

（2）腔静脉插管：于上腔静脉（有时为右心耳）和下腔静脉入口处各缝一荷包线（注意：大多数心房切口的

位置应在心房侧面，若发生切口撕裂，则位于心房游离室壁的切口较之朝向房室沟及右冠状动脉的切口更易于修补），套止血器，然后切开，分别插入上、下腔静脉插管（一般先插上腔管），收紧止血器。用粗丝线围绕插管结扎固定，以防滑脱。将上、下腔静脉插管分别与人工心肺机连接。若不切开右心及术中心内操作较少时，可采用单根腔静脉插管；单腔导管时，前端应伸入下腔静脉，带有侧孔的一小段腔静脉导管进入右心房内。

（3）腔静脉套带：如果须切开右心或在手术操作过程中心脏有广泛移位，应在上、下腔静脉邻近心脏入口处套阻闭带。一般先将主动脉和肺静脉间的间隙分开，行升主动脉套带，牵拉升主动脉上的套带向上（目前此步骤可省略）。显露上腔静脉内侧，用直角钳沿上腔静脉内侧绕过其后套带。用同样方法用下腔套带钳（"肾蒂钳"）绕下腔静脉套带备用。

1）上腔静脉套带时，应将主动脉牵向左侧，将连接上腔静脉与主动脉上的后心包膜切开，用钝性血管钳在右上肺静脉与右主肺动脉之间的沟内，从外侧面向内绕过上腔静脉，直角钳尖端从上述覆盖右主肺动脉的心包切开处穿出，引入一阻闭带并穿过橡皮管止血器。

2）下腔静脉套带时，先用组织剪分离下腔静脉与右下肺静脉间的间隙，然后用一钝性血管钳（"肾蒂钳"）在膈肌平面，由内向侧面绕过下腔静脉引入阻闭带，注意"肾蒂钳"应尽量靠近膈肌，以免损伤腔静脉后壁。

（4）冷心脏停搏液灌注插管：在升主动脉根部（主

动脉瓣上方的升主动脉用2-0~3-0涤纶线）前侧外膜做一褥式缝合，将其套入止血器。将冷心脏停搏液灌注针头排尽气体后刺入褥式缝合线的中央部位进入升主动脉内，抽紧止血器，将插管和止血器用粗线固定在一起。将插管与灌注装置连接（有时"Y"形接头上，一端与灌注冷心脏停搏液的管道相连接，另一端与体外循环心脏切开吸引器相连接）。

（5）左心引流插管：可选用下列二者之一。

1）左心房引流：于右上肺静脉根部与左心房的连接部做一大的褥式缝合，套以止血器，在褥式缝合线圈内切一小口后，将左心房引流管插入左心房（可越过二尖瓣到达左心室），收紧止血器，并用粗丝线结扎，把引流管与止血管固定在一起。将引流管与人工心肺机连接。

2）左心室引流：某些患者应用左心室引流效果更佳，在左心室近心尖无血管区做一褥式缝合，套上止血器，在褥式缝合圈中央做一小切口，自小切口置入左心室引流管，收紧止血器，将引流管与止血器固定在一起。将引流管连接于人工心肺机。

（6）开始体外循环：再次确认肝素化情况，检查并确认所有管道及其连接无误，肯定各通道没有任何障碍，即可开始体外循环，并于行循环数分钟后，分别阻断上、下腔静脉，进入完全体外循环。此时上、下腔静脉血液完全经插管流入人工心肺机，不流入右心房。同时进行血液降温。

（7）阻断升主动脉：在全身温度降到30℃左右（中心温度35℃左右）时，心脏收缩显著减弱而不产生主动脉搏动或发生心室颤动，在灌注冷心脏停搏液的针头和主动脉插管间用无损伤血管钳阻闭主动脉（阻闭主动脉时应记住与体外循环师沟通，以短暂减低灌注流量以降低主动脉压）。以主动脉阻断钳阻断升主动脉。立即由主动脉根部的灌注管灌入4℃冷心脏停搏液（10～15ml/kg），同时心脏表面用4℃冰盐水或冰泥降温，以使心脏迅速停搏。

6. 终止体外循环

（1）复温：心内主要操作完成后，可开始复温，但心脏局部仍需要低温保护。

（2）排气：心脏切口缝合完毕即可进行心尖插针排气，主动脉根部插针排气，或将灌注针拔掉，通过主动脉壁上的针孔排气。排气前将心包内冰泥或冰盐水清除。

（3）开放主动脉：开放升主动脉阻断钳，此时应保证左心引流通畅，防止左心膨胀。

（4）除颤：开放升主动脉阻断钳后，如条件合适，心脏多能自动复跳，如不复跳，可用电击除颤，一般用直流电5～50J。除颤前后应查血气及离子，如不正常，应立即给予纠正，尽量保证在生理条件下复苏成功。复跳后应保持一段时间心脏处于无负荷跳动，以利于心肌功能的恢复。

（5）辅助循环：复苏后开放上、下腔阻断带，使完全体外循环转变成并行循环，以辅助心脏搏动，降低心脏负担。心内操作的时间越长，需要辅助循环的时间越长，以利于心脏代谢及功能的恢复。

（6）停止体外循环：体外循环停机的条件如下。

1）体温达36℃。

2）平均动脉压8～10.66 kPa(60～80mmHg)。

3）手术野无明显出血。

4）血气分析报告正常。

5）血电解质含量正常。

6）无严重心律失常。

停机前可使用血管扩张药与利尿药，如硝普钠、呋塞米等，使人工心肺机内存血逐渐减少，对人体实现正平衡。到停机时，机内只留下最低限度维持运转所必需的血量。停机后要继续用动脉泵缓输血，以防止血量不足，也要防止输入速度过快而致心脏膨胀，损害心肌功能。

（7）中和肝素：根据激活全血凝固时间（ACT）测定值计算鱼精蛋白用量；或按1∶1的数量给予鱼精蛋白中和体内肝素。及时复查ACT 1～2次，防止使用鱼精蛋白过量或不足。

（8）补充钾：终止体外循环之前，一般患者都可自然利尿，如尿流速度不够理想，可用呋塞米，此时最易发生低血钾所致心律失常。补钾量应根据尿量及血清钾的监测：一般每排除500ml尿应输入1.0g左右的氯化钾，为防止液体过度负荷，可用6∶1000～15∶1000的氯化钾溶液静脉滴注，须注意高浓度的钾要从大静脉内插管输入，周围静脉输入高浓度钾难以保证通畅。

（9）补充血容量：停机后，创面仍不断失血，加上利尿（尿流速度较快），因此应立即输入新鲜血及血浆以补充血容量之不足。血与血浆的比例可根据血细胞比容及血红蛋白测定的数值来决定。

（10）拔管：停机后，在病情稳定的情况下，可拔除上腔插管，将下腔插管退到右心房内。经外周静脉注射鱼精蛋白以中和肝素，如病情稳定，无过敏反应，可将下腔插管拔除。如果不需要再输入机内血液，应尽可能早地拔除动脉插管。也可在主动脉插管处的结扎线范围内注射鱼精蛋白。

四、术中注意事项

（1）解剖、切除剑突时常易损伤两侧腹壁上动脉的分支，应妥善止血。

（2）切开心包时，应注意用血管钳提起心包，防止电刀误伤心肌组织；显露心脏后，建立体外循环前，应进行心外探查，或进行可能的心内探查，以进一步确定诊断、修正诊断或改变原有的手术设计等。

（3）对先天性心脏病患者要常规检查有无左上腔静脉及动脉导管未闭。

（4）上、下腔静脉套带有困难者，血管张力或右心房张力大，或有粘连难以分离者，可先在右心房插管，待体外循环开始后，心脏及静脉张力下降后再进行套带；套带时如发生腔静脉破裂，可迅速将引流管插入破裂的上（下）腔静脉，或用手指捏住或压迫破口以制止出血，启动体外循环，待心脏张力下降后，修补破口。

（5）体外循环开始前，应酌情经静脉持续应用胰岛素及小剂量去甲肾上腺素等；在体外循环启动后应随时检查上、下腔静脉引流并确定是否满意，中心静脉压是否升高，左心引流是否通畅，心脏是否膨胀，以便及时发现并排除故障。

（6）心内操作一定要轻柔、细致，尽量要以最小的损伤、最短的时间完成手术，并取得最佳的手术效果；术中注意经常与麻醉医师及体外循环师沟通，并告知手术进展情况。

（7）阻断升主动脉：进行冷心脏停搏液灌注时，应及早将右心房切开减压，以免右心膨胀。如切开右心房（室）时发现有大量血涌出，应考虑两种可能：①升动脉阻断不全；②下腔静脉阻断不全或左上腔静脉没有阻断。确定后应立即加以纠正，即可使手术野清晰。

（8）手术结束时应及早排除心腔内的气体，尽早开放升主动脉阻断钳。如不能自动复跳，应及时除颤，勿使心室颤动时间过长。应依靠监测血离子及血气分析来保证复苏时内环境处于生理状态。

（9）血管扩张药的应用：重症患者可于复温开始时酌情应用硝普钠或硝酸甘油等，以减低周围血管阻力，减轻左心负担，增加心排血量；有利于机内余血输入体内；加强利尿，有利于将体内多余的水及早排出。一般用量常在$0.5 \sim 3 \mu g/(kg \cdot min)$，很少需要超过$5 \mu g/(kg \cdot min)$。须根据患者的具体情况调整速度或用量。

（10）心肌保护：心肌保护的总原则是增加能量储备，减少能量消耗；开始于手术前，着重于手术中，继续巩固于手术后。

1）冷心脏停搏液的灌注：目前应用最广的是冷化学心脏停搏液，其主要成分是KCl（15～20mmol/L）、镁、钠、钙和葡萄糖等。多数学者主张用含钙0.5～1.0mmol/L，但亦有用无钙冷心脏停搏液，其渗透压应略高于正常，一般主张在340～360mOsmol/kg。酸碱度应略偏碱性，即pH在7.60左右。温度为4℃。冷心脏停搏液要在升主动脉阻断钳的近端灌入主动脉进入冠状动脉内，压力为5.3～6.6kPa（40～50mmHg）。用量为10～15ml/kg，要求在3～4min注完。手术中每隔20～30min再灌注一次，其量可酌减，但在复苏前一次的灌注液应减低钾的含量为5mmol/L，以免影响复苏。近年来主张将冷心脏停搏液自冠状静脉窦灌入（称为逆灌），或顺灌和逆灌相结合使用。

2）心脏表面降温：灌注冷心脏停搏液的同时，用冰泥或冰盐水灌入心包腔进行心脏表面降温。对有明显心肌肥厚的患者同时用冰盐水灌入心腔，以增加全心降温效果，使心肌温度保持在15～20℃。

3）GIK溶液的应用：术前、术后均可用GIK溶液静脉滴注，以提高心肌糖原的储备及改善心肌的能量代谢。

4）充分左心减压：充分左心减压，不但可使手术野清晰，而且是心肌保护重要的一环。在主动脉瓣关闭不全的心脏，灌注冷心脏停搏液时，要间断有节奏地挤压左心室，使漏入左心室的冷心脏停搏液被挤入冠状动脉，增强冷心脏停搏液的作用，同时也避免左心室膨胀造成的损害。

5）血管扩张药的应用：血管扩张药可减轻心脏的前后负荷，使心肌以较低的能耗就能增加心排血量；同时也扩张冠状血管和肺血管，有利于心肺功能的改善。即使是血压偏低，亦非血管扩张药的禁忌证，可以在使用血管扩张药的同时使用多巴胺或多巴酚丁胺或者两者合用，依靠调节两种药的用量（即依靠调整两种药的浓度和静脉注射时的速度），可使低血压的情况逐渐改善，不但不会引起血压下降，反而可使血压逐渐恢复正常，改善全身微循环。

五、人工心脏瓣膜的选择

1. 左心瓣膜选择标准

（1）年龄＜55岁患者一般考虑选用机械瓣；55～65岁患者根据家属意见，并充分告知其优、缺点。

（2）年龄＞65岁患者建议选用生物瓣。

（3）育龄期女性可考虑生物瓣，但应向患者及其家属充分告知其优、缺点，特别是人工瓣膜衰败的可能。

（4）家属有特殊要求均需正式签字。

2. 三尖瓣人工置换选择　三尖瓣置换首选生物瓣，如家属要求使用机械瓣亦可。

六、非体外循环冠状动脉搭桥术（OPCABG）肝素、鱼精蛋白用法

1. 肝素用法

（1）肝素初始用量根据全血凝固时间（ACT），1.5mg/kg（用量取整十），目标ACT＞300s，追加半量

肝素。

（2）每小时复查ACT，如ACT<300 s，追加半量肝素。

2.鱼精蛋白用法　手术结束时，从颈静脉抽取血样测定ACT，给予1∶1.5的鱼精蛋白中和肝素，使ACT接近术前基础值。

七、以下情况均需在术中行经食管超声心动图（TEE）检查

（1）所有先天性心脏病手术，包括封堵术。

（2）所有心脏瓣膜修补手术。

（3）所有体外循环下微创心脏手术（排气、插管定位等）。

（4）严重冠心病手术需术中评价心功能。

（5）其他需评价形态、功能和压差等的手术。

（6）术前诊断不明确尚需进一步TEE检查者。

八、预防性IABP置入指征

（1）急性或亚急性心肌梗死，不稳定性心绞痛。

（2）术前射血分数（EF）<40%。

（3）左心室舒张末期内径（LVEDD）>60mm。

（4）左主干病变，左主干合并3支病变，心肌酶异常。

（5）如有以上2项指标，标准可扩大。

注意事项：重症患者IABP需麻醉诱导前置入。

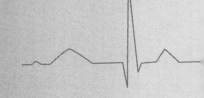

第4章

微创心脏手术

　　微创心脏手术是20世纪90年代兴起的新技术，近年来开展的微创心脏外科手术使患者心脏手术伤口缩小50%以上，且出血少，术后并发症发生率低，术后恢复快，住院时间大大缩短，满足了人们对创伤小、花费低和痛苦少的追求。目前它已在世界范围内被广泛应用，并在技术上不断得到创新，在学术上逐步形成了一个较完整的学科而展现于心脏外科领域。它是现代心脏外科不断向新目标挑战的产物。微创心脏手术一般可分为小切口心脏手术、胸腔镜（或机器人）心脏手术和介入心脏手术。

一、小切口心脏手术

　　小切口心脏手术可以从腋下、右胸前外侧、胸骨旁、胸骨下段、胸骨上段进行小的切口（图4-1），切口长仅6～10cm，可应用胸腔镜辅助。尤其腋下小切口，十分隐蔽，深受女性患者的欢迎。这项新技术可保持患者胸骨的完整性，减少疼痛和出血，缩短恢复时间，减少了患者的住院费用。

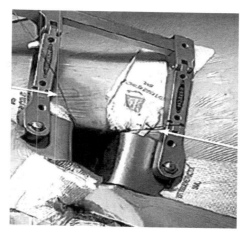

图 4-1　小切口心脏手术切口
图中白色箭头处为在胸前外侧小切口，长4～6cm

　　术中通常采用股动、静脉插管建立体外循环（图4-2）。对患严重外周血管疾病或主动脉硬化的患者，可改经腋动、静脉插管建立体外循环，也可以经右颈内静脉穿刺插入特制导管行肺动脉引流。

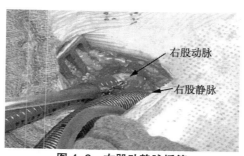

右股动脉

右股静脉

图 4-2　右股动静脉插管

经肋间切口行二尖瓣或联合瓣膜手术较为常见：于右侧腋前线第3肋间或第4肋间做小切口进胸，切开心包，缝线悬吊，股动、静脉插管建立体外循环，主动脉腔内阻断主动脉，中低温心脏停搏。于第4肋间腋中线将电视胸腔镜置入左心房，显露二尖瓣。在三维电视图像下，借助小器械行二尖瓣置换。

采用胸骨旁小切口径路下不需要内镜辅助的二尖瓣手术方法：于右胸骨旁做小切口，可离断第3～4肋软骨，保护胸廓内动脉，纵行切开心包，切开房间隔，经左心房显露二尖瓣；主动脉瓣手术可采用胸骨上段小切口，使用双极静脉引流管，主动脉横切显露主动脉瓣。

二、机器人心脏手术

机器人心脏手术和传统心脏手术相比有很大的优越性。人的心脏被环形胸廓所包围，传统心脏手术中，医师只有锯开胸骨才能打开胸腔，患者需要承受较大的手术创伤，术后恢复时间长达几个月。最新开展的机器人心脏手术，只在体表钻几个小孔，即可完成心脏手术，手术创伤小，患者术后几天即可出院。世界上首例机器人或称计算机辅助下心脏冠状动脉搭桥手术是于1998年由德国的Mohr等医师使用"达·芬奇"机器人手术系统完成的。

（一）机器人手术系统的优势

外科医师通过控制台能在狭小的术野中进行直观准确的动作控制，提高了缝合精度和手术的安全性。

1. **突破了人眼局限**　机器人完成心脏手术只需要较小的切口，通常3~4个钥匙孔洞大小即可完成。双镜头三晶片立体摄像系统可以提供清晰的直视三维图像。

2. **突破了人手局限**　床旁手术机械臂系统的4关节镜头臂和6关节器械臂可以方便地触及人体各个部位，在狭窄的解剖环境中达到比人手更好的效果。

（二）机器人手术系统的局限

目前机器人辅助手术仍存在缺陷，现表述如下。

1. **天然缺乏触觉反馈体系**　目前的仪器设备还不尽如人意，远非"完美"，所有仪器和技术都在完善和发展当中。

2. **机器人手术系统费用昂贵、操作相对复杂**　由于机器人心脏手术技术及设备存在的问题，手术中心脏和肺的无血停搏时间相对延长，导致机体的缺血时间延长，人体重要器官发生缺血性损伤的概率增加。

尽管如此，机器人辅助手术的出现仍然具有重要意义，因为它标志着一种全新的外科技术——"遥控外科"的出现，作为一种崭新的微创外科技术平台，它可以应用于更多的领域，具有良好的发展和应用前景。

三、介入心脏手术

随着我国老龄化社会的发展趋势，老年瓣膜退行性病变发病率不断增加，其中主动脉瓣狭窄已逐渐成为这一人群中最常见的瓣膜性心脏病。对严重主动脉瓣狭窄患者，外科主动脉瓣置换术曾经是唯一可以延长生命的治疗手段，但老年患者常因高龄、体质弱、病变重或合并其他疾病而禁忌手术。发达国家的统计表明，约1/3的重度主动脉瓣狭窄患者因为手术风险高或有禁忌证而无法接受传统的外科开胸手术。对于这些高危或有心脏外科手术禁忌的患者，现在经导管主动脉瓣置入术（transcatheter aortic valve implantation，TAVI）则可以作为一种有效的治疗手段。TAVI最早开始于2002年。新近研究表明，对不能手术的严重主动脉瓣狭窄患者，TAVI与药物治疗相比病死率可降低46%，并显著提高患者的生活质量。

该技术通过股动脉送入介入导管，将人工心脏瓣膜输送至主动脉瓣区打开，从而完成人工瓣膜置入，恢复瓣膜功能。手术无须开胸，因而创伤小、术后恢复快。然而这种介入手术的操作非常复杂，而且需要心脏内科、心脏外科、医学影像科室、麻醉科和重症监护等多科室的团结协作，事先制订周密的诊治计划。

经导管主动脉瓣置入术的基本条件是存在严重的、有症状的主动脉瓣狭窄和没有禁忌证。其适应证和禁忌证如下。

1. 年龄　在年龄≥85岁的患者中，TAVI是明确的，风险评分或附加标准没有相关性。80～84岁和非低风险也是TAVI的一个明确指标。在80～84岁和低风险的情况下，TAVI是首选方案，在存在外科主动脉瓣置入术（SAVR）禁忌证或心血管标准（辅助标准）支持TAVI的情况下，TAVI是一个明确的选择。在65～79岁的患者中，必须考虑其他标准（风险评分和风险评分独立标准）。

2. 风险评分　综合目前关于低风险患者的随机对照试验数据，在70～79岁的低风险患者中，SAVR和经股动脉导管主动脉瓣置入术（TF-TAVI）被认为是等同的治疗选择，如果只考虑1年死亡、卒中和再住院的联合终点，TF-TAVI使用球囊扩张瓣膜比SAVR更可取。特别是在70～79岁的低风险患者中，心脏小组必须非常仔细地做出决定，考虑并权衡关于患者个人情况的所有可用信息，尊重全面知情患者的意愿。有针对SAVR禁忌证或心血管标准（辅助标准）支持TAVI的，TF-TAVI作为明确或首选的选择。非低风险并且年龄为75～79岁，高风险并且年龄为70～74岁是TF-TAVI的明确指征。中等风险和年龄为70～74岁的患者，TF-TAVI是首选方案。

TF-TAVI是65～69岁高危人群的首选。中度风险和年龄为65～69岁的患者，如果没有针对SAVR的禁忌证或附加标准，SAVR是首选方案（低风险的明确方案）。

3. SAVR禁忌证　SAVR的禁忌证包括主动脉硬化、活动性恶性疾病预后限制（但根据肿瘤专家评估，预期寿命大于1年，即TAVI的非无效情况）、并发症预后限制（预期寿命大于1年，即TAVI的非无效情况），相关的胸部畸形和以前的胸部辐射。与最后两种情况相关的手术禁忌证应由经验丰富的心脏外科医师进行评估。如果存在针对SAVR的禁忌证，TF-TAVI显然为明确或首选治疗。

4. 心血管标准支持TAVI　如果观察到特定的特征和

程序问题，TAVI可以很好地治疗退化的主动脉生物瓣。对于年龄≥75岁的患者，退化的心脏瓣膜是一个明确的TAVI指征，而与风险评分无关；对于70～74岁的患者，退化的心脏瓣膜是首选的TAVI指征。在年龄＜70岁且无高风险的情况下，重做开胸手术可能更好。

5. 其他标准支持TAVI　单一器官中度功能不全是一个明确的（在≥80岁的患者中）或首选的（在≥75岁的患者中）TAVI指征。

对于年龄≥70岁、低风险、两种中度器官功能障碍的患者，TAVI应被视为首选方案。

单一严重器官功能障碍，患者年龄≥70岁也是TAVI指征。

对于年龄≥65岁、中度风险和两种严重器官功能障碍的患者，TAVI应被视为首选方案，而对于低风险患者，TAVI应被视为SAVR的等效方案。

第5章

冠心病手术方式的选择

一、冠状动脉内支架成形术

冠状动脉内支架成形术是指给冠心病患者（包括心绞痛与心肌梗死患者）狭窄的冠状动脉内置入支架，开通其狭窄的冠状动脉的一种手术方式。它既不需要开刀，也不需要全身麻醉，在局部麻醉时于特殊的 X 线数字减影仪下就能完成。方法为：在其股动脉处（大腿根）或桡动脉处（手腕）局部麻醉后穿刺动脉，将冠状动脉支架通过特殊的导管送入冠状动脉狭窄处，通过在体外加压扩张气囊，将狭窄处扩张开，并置入支架定型，将狭窄的冠状动脉重新构型，完成手术，使患者恢复正常的心肌供血。所以，冠状动脉内支架成形术是目前国际上比较热门的一种冠心病治疗方法。但是支架内再次发生狭窄、形成血栓，是影响这部分冠心病患者远期效果的最主要原因。

单支血管病变而且病变比较局限、部位合适，比较适合做支架，而多支血管病变、病变弥漫且病变位于重要部位的则不适合做支架治疗，而需要行冠状动脉搭桥术来解决心肌供血问题。

二、冠状动脉旁路移植术（冠状动脉搭桥术）

冠状动脉搭桥术是用于修复或替换梗阻的冠状动脉以改善心脏心肌血供的手术。手术方法为用移植的血管（可为大隐静脉、胸廓内动脉、桡动脉和胃网膜右动脉等）在主动脉及梗阻的冠状动脉远端建立血管通路。以下情况可选择该手术。

1. 心绞痛　经内科治疗不易缓解，影响正常的工作和生活，又经冠状动脉造影发现冠状动脉主干或主要分支有70%以上狭窄，且其远端通畅者。左冠状动脉主干严重狭窄者容易发生猝死，应视为冠状动脉搭桥术的适应证。

2. 急性心肌梗死　急性心肌梗死6h以内行急诊主动脉-冠状动脉搭桥术，可改善梗死区心肌血供，缩小坏死区。近年来，这种手术的危险性已接近择期手术。

3. 冠状动脉严重狭窄　冠状动脉3个主要分支（前降支、回旋支和右冠状动脉）有重度狭窄者（狭窄程度＞75%），不论症状轻重，均应考虑手术。

（一）"桥"血管的选择

搭桥手术就是用一个管道，这个管道是从患者自己身体取来的血管，在冠状动脉狭窄的远端和主动脉之间建立一个通路，让狭窄的远端得到比较好的血液供应。现在还没有理想的人造管道应用于临床，因为人造管道的直径约为2mm，等同于冠状动脉的管道，很容易堵。

自身的"桥"血管主要包括胸廓内动脉、桡动脉、胃网膜右动脉、腹壁下动脉和大隐静脉等，每种"桥"血管都有它们各自的特点。目前公认的远期效果比较好的"桥"血管为胸廓内动脉，因为它远期通畅率较高。一般来说，年龄小的患者可以选择全动脉化搭桥，年龄大的则取动、静脉桥结合或全部取静脉作为"桥"血管，具体方案医师会根据患者的年龄、病情、全身情况和动、静脉质量进行相应的选择。

（二）微创冠状动脉搭桥术

迄今已报道3种微创技术，并各具特征。

1. 小切口心脏停搏下行冠状动脉搭桥术　因其使用体外循环，在低温心脏停搏下通过小切口可安全地行多支冠状动脉搭桥术。方法为：经股动、静脉插管建立体外循环，主动脉腔内阻断，心脏停搏下施行单支或多支冠状动脉搭桥术；也可采用双腔气管插管，单侧肺通气，取左前胸第3肋间做5cm小切口，游离出左胸廓内动脉并取大隐静脉、升主动脉和股静脉插管建立体外循环，阻断升主动脉，顺灌冷心脏停搏液，旋转心脏显露不同侧面可行多支病变冠状动脉搭桥术。然而此术有可能引起血管损伤，特别是患周围血管疾病者，而且手术耗时长，需要人员多，费用较高。

2. 非体外循环冠状动脉搭桥术　目前传统且比较成熟、安全的冠状动脉搭桥术是在体外循环心脏停搏下完成的，就是在手术当中把静脉血引入到机器里面，通过体外氧合后打回到主动脉血管里，这期间心脏是停止搏动的、肺部是不通气的，全靠体外机器来辅助，"桥"血管的旁路移植是在停搏的心脏上完成的。随着体外循环技术的提高，这种常规的手术取得了良好的短期和长期疗效，但是体外循环仍具有内在的缺点，手术死亡和术后并发症的发生与体外循环有较大关系。鉴于这种缺点，在非体外循环搏动的心脏上完成冠状动脉搭桥术近年来较为热门，虽然在搏动的心脏上吻合血管较在停搏的心脏上吻合血管困难、技术要求高，但它避免了体外循环对心肌和全身脏器的损伤，尤其适用于心功能受损、易出血、肝肾功能不全和高龄患者。

具体实施：做前胸小切口或胸骨正中切口，半量肝素化。充分游离胸廓内动脉、大隐静脉和桡动脉，然后切开心包，用药物使心率维持每分钟50次左右。必要时使心脏出现短暂性心室停搏，有利于冠状动脉血管吻合。游离病变动脉，分别阻断吻合口近、远端，同时采用心肌稳定装置尽可能使局部心脏搏动减弱，连续或间断吻合桥血管。

3. 内镜辅助下冠状动脉搭桥术　目前，人们正致力于发展完全内镜下冠状动脉搭桥术。随着达·芬奇机器人应用于医学领域，不开胸微创手术逐渐成为主流，达·芬奇手术系统已被广泛应用于普通外科、泌尿外科、妇科、胸外科、心脏外科、小儿外科、耳鼻喉外科、甲状腺外科、口腔科、头颈外科等领域，并几乎涵盖了以上学科的所有基本手术，并且创伤小、恢复快、住院时间短。

（1）手术切口：达·芬奇机器人辅助冠状动脉搭桥手术通常是通过左侧第4肋间锁骨中线外侧 2 cm置入镜头套筒针，通过镜头臂套筒将二氧化碳吹入胸腔内，第2、第6肋间置入机器人左、右臂器械。

（2）手术方式：最常见的达·芬奇辅助冠状动脉搭桥手术治疗方案有4种：非体外循环下全机器人冠状动脉搭桥术、体外循环下全机器人冠状动脉搭桥术、机器人辅助胸廓内动脉游离＋胸壁小切口冠状动脉搭桥术及杂交手术。非体外循环下全机器人冠状动脉搭桥术在胸廓内动脉游离完成备用后，在左侧肋下或剑突下打孔，通过此孔置入心肌固定器。固定器中包含打水装置，能够在缝合时使靶血管显露得更加清楚。由于操作复杂，目前此类手术多用于单支病变的冠状动脉搭桥术中。体外循环可使双肺压缩、心脏排空以获得良好的手术显露视野，心脏停搏使血管吻合更加简便，降低了手术难度。

机器人胸廓内动脉游离＋胸壁小切口冠状动脉搭桥术是目前较为流行的手术方式。胸廓内动脉游离备用后，撤除机器人手术系统并终止CO_2气胸。而后通过内镜确定血管吻合的位置，并使用腰椎穿刺针穿过胸壁以标记小切口的位置。此外，还可以通过直接扩大此前的机械臂孔来达到上述目的。而后使用软组织牵开器以显露手术野并用心肌固定器稳定心肌。以上工作完成后即可用标准的非停搏搭桥技术完成血管吻合。

杂交手术适用于多支病变的冠心病患者。经皮冠状动脉介入治疗与冠状动脉搭桥术在杂交手术室中同期进行，通常先进行机器人辅助下胸廓内动脉–前降支冠状动脉搭桥术，而后经皮冠状动脉介入处理非前降支病变。其优点主要是住院时间短，术中可评估"桥"血管通畅度及在经皮冠状动脉介入失败时可行补救性搭桥手术治疗；其缺点主要是手术时间较长、费用较高、肾损伤、出血及急性支架内形成血栓等。对于非前降支病变引起的急性冠状动脉综合征患者，首先行经皮冠状动脉介入治疗是更好的选择，但其缺陷是显而易见的。美国心脏病学会推荐先行冠状动脉搭桥术，这也是应用最多的杂交手术方式，其主要优势为可以在血管造影下评估"桥"血管的通畅性，并在介入过程中保护前壁心肌。

第6章

心脏外科患者术后管理

一、手术患者入监护室交接班制度

（1）手术结束时手术医师提前通知ICU医师，患者拟入室时间、静脉用药品种、患者体重及其他特殊要求和说明。

（2）监护室应预先准备呼吸机，调整潮气量等参数。

（3）转入监护室，首先连接呼吸机及指脉血氧饱和度监测仪；其次连接有创血压和心电图监测仪，并连接输液泵，血管活性药物输注最好单独一路通道；最后安置床位，连接引流瓶、导尿管等。

（4）麻醉医师与监护室医师交接班，内容包括术中呼吸、心率、血压等重要生命体征的变化情况，出入量，一些药物（如洋地黄、抗心律失常药）的使用情况及药物的反应情况等。

（5）手术医师与监护室医师交接班，内容包括手术名称、手术中有无特殊情况及术后需要注意的问题，并及时完成术后病程记录。

（6）监护医师接班后，应做详细的体格检查以便观察及了解患者目前生命体征，以及了解治疗药物的使用情况，随访血气分析、电解液，调整呼吸机，开医嘱并告知床位护士注意事项。

二、ICU的准备工作

1.护理人员的准备工作

（1）吸痰用物：一次性吸痰管（最大内径<1/2气管导管内径），生理盐水，10ml空针，无菌水，吸引器。

（2）吸氧装置：湿化瓶，鼻塞，面罩，雾化装置。

（3）呼吸机：连接好电源及呼吸机管道。

（4）气垫床：确保气垫床运行正常；床铺臭氧消毒，床旁扶手消毒液擦拭。

（5）监护仪及设定

1）检查监护仪工作状态，发现问题及时通知医师。

2）检查电源及模块是否连接妥当。

3）准备好监护模块及导联线：准备好心电图、有创血压、血氧饱和度、无创血压，整理导联线，便于迅速用于患者。

4）每天用消毒液擦拭监护仪模块及导联线，更换患者后予以臭氧消毒。

（6）床旁输液架、输液泵。

2.监护室医师的准备工作

（1）了解当天手术患者大致病情以准备不同性能的呼吸机，调试呼吸机以确保呼吸机正常运行（表6-1）。

表6-1 呼吸机报警设置

	气道峰压（cmH$_2$O）	潮气量	每分通气量（L/min）	呼吸频率（次/分）	FiO$_2$
上限	40	1000ml或15ml/kg	15	30	设置值上下5%的范围内
下限	10	300ml或5ml/kg	3	5	

（2）准备其他急救设备，如除颤仪、IABP机等，并确保其正常运行。

三、监护室术后医嘱主要内容

（1）心血管外科护理常规。

（2）特级护理。

（3）气管插管接呼吸机。

（4）心包纵隔引流管接引流瓶。

（5）颈静脉插管。

（6）测中心静脉压（CVP），每2h一次。

（7）桡动脉插管连接有创血压监测仪。

（8）SpO$_2$监护。

（9）心电监护。

（10）留置导尿管。

（11）记录24h出入量。

（12）补液量（1500ml左右）。

（13）抗生素。

（14）制酸药。

（15）化痰药（沐舒坦等）。

（16）颈动脉狭窄＞80%，冠状动脉行内膜剥脱患者，如果术后引流量不多，当晚给予低分子肝素。

（17）其他治疗。

四、ICU监护常规

1. 心率　每15～30min及针对性治疗前后记录。

2. 心律　出现异常及针对性治疗前后需记录。搭桥术患者注意是否伴随ST段变化及胸闷、胸痛，有无室性心律失常，先天性心脏病患者术后有无房室传导阻滞、阵发性室上性心动过速（简称室上速）。

3. 血压　每15～30min及针对性治疗前后需记录。术后8h内，尤其动脉瘤、搭桥、术中易出血、术后渗血多者应严格控制血压，一般收缩压≤100～120mmHg，有出血者收缩压控制在80～90mmHg；8h后，无出血倾向而且血流动力学稳定者，收缩压可控制在140mmHg以内。

4. 呼吸　每小时、病情变化较大时及针对性治疗前后需记录。

5. CVP　术后当天每1～2h记录一次，术后第1天遵医嘱记录；合适范围为8～12cmH_2O；心包剥脱患者参照术后初始值，并注意动态变化。当CVP＞20cmH_2O或＜8cmH_2O及上升较快时应及时通知上级医师。

6. 引流量　手术当天每小时记录一次，间断挤压引流管及记录引流液颜色、有无凝血块；引流量＞200ml/h持续3h或＞500ml/h应及时通知上级医师。

7. 尿量 手术当天每小时记录一次，动脉瘤术后，术前术后有肾功能不全、少尿或无尿者遵医嘱记录；尿量＜50ml/h、出入量不平衡应及时通知上级医师；术后维持尿量至少在0.5～1.0ml/（kg·h）。

8. 体温 ＞38.5℃时通知上级医师；术后当天如体温＜36.5℃，或末梢循环差时应用变温毯保暖。

9. 神志情况 术后当天每小时记录一次，直至清醒，出现变化应随时记录。意识状态分为昏迷、嗜睡、淡漠、谵妄、清醒。

10. 皮肤 观察皮肤温度、湿度及有无皮疹，桡动脉或股动脉插管者应注意皮肤颜色、温度及动脉搏动，发现肢端发绀、发冷、肿胀等情况，应及时通知上级医师。

五、实验室检验

1. 动脉血气 术后当天每小时1次，检查4次，随后必要时。

2. 血糖 遵医嘱，治疗参照糖尿病治疗。

3. 肝肾功能 每天一次，检测3d，其后遵医嘱。

4. 心肌酶谱 搭桥手术后每天一次，检测3d或遵医嘱。

六、辅助检查

1. ECG　心律失常，房室传导阻滞（AVB）、心房扑动（AF）、心房颤动（Af）、室上性心动过速等，搭桥术患者术后出现ST段改变者，需随访心电图。

2. 胸片　呼吸音异常、呼吸困难、低氧血症、长期呼吸机辅助通气、放置IABP者及时随访胸片。

3. 床旁超声　疑心脏压塞、瓣膜异常、残余分液、胸腔积液定位等行床旁心脏超声检查。

七、术后早期处理要点

1. 患者转运及交接　手术结束后，将患者从手术室转运至监护室的这段时间非常重要。因为患者的搬动和监测系统的变换，可能会导致气道和通气的问题、突然的低血压、高血压或心律失常、血管活性药物速度的改变及动静脉置管打折或脱落等问题。所以，在转送途中一定要有持续的心电监护和有创动脉压的监测，最好还有血氧饱和度的显示，通气方式最好用手挤皮球连接小的氧气钢瓶，或便携式小型呼吸机；输液最好用有贮备电池的输液泵控制，还要准备好急救的一些药品（如利多卡因、肾上腺素），以防转送途中出现意外情况。

到ICU后，首先连接呼吸机，随后将心电图和有创血压连接到监护仪上，注意准确归零。ICU中的监护系统最好和手术室内保持一致，这样这一过程就可以迅速完成。

应用血管活性药物者，暂时不换输液泵，以防暂时的中断造成血流动力学的不稳定，待病情稳定后再换输液泵。ICU中的输液泵最好和手术室的是同一品牌。在这期间应密切注意患者的通气状况，胸壁起伏运动是否正常，两侧呼吸音是否清楚，心律和心率是否满意，血压是否正常。

一旦患者的生命体征平稳，麻醉医师和手术医师应将手术中的情况向ICU医师做详细的说明和交接，包括心脏疾病情况，存在的并发症、手术方式和操作情况、手术中的特殊问题、用药情况及术后注意事项等。

2. ICU患者的监测

（1）检测评估：手术后早期全面的监测可以及时发现问题并尽早解决，以利于患者的康复。监护室医师应负责对进入ICU的患者进行全面的体检和评价，内容如下。

1）应彻底对患者体检，包括心肺功能、周围末梢循环情况、尿量、胸腔积液等，注意气管插管的位置及气囊的饱满程度等。

2）血流动力学评价，包括中心静脉压、肺动脉压、肺小动脉楔压和心排血量，计算出肺血管阻力和体循环阻力。

3）常规床边胸部X线评价气管插管的深度，Swan-Ganz导管的位置，纵隔的宽度，是否有气胸、胸腔积液、肺不张和肺间质水肿。

4）可做12导联心电图，是否有心肌缺血和心律失常。

5）抽血送实验室检查，如血气分析、血常规和生化检查。

（2）常规监测：包括持续心电图、有创动脉压、中心静脉压、肺动脉压及楔压、末梢血氧饱和度、呼吸机参数的变化、胸腔积液量、尿量、体温和末梢循环情况等。

（3）特殊监测：呼气末二氧化碳（$ETCO_2$）、左心房压（LAP）、持续心排血量（CCO）和混合静脉血氧饱和度等。

（4）监测频率

1）心律、心率、动脉压、中心静脉压等，循环稳定的患者每15～30min记录一次，重危患者应每5min记录一次或随时记录。

2）重症患者要进行左心房压，甚至心排血量的监测。

3）尿量及胸腔引流管的引流量每小时记录一次。

4）血气分析、血清钾、血红蛋白及血细胞比容要根据需要定时测定。

5）监护人员应善于密切、主动观察病情发展，对于发展趋势要进行预测及采取积极的预防措施，不要等待出现明显异常时才注意。

3. 呼吸管理　体外循环术后，如循环稳定，无出血可能性，无严重离子紊乱致心律失常，无肺部并发症，自主呼吸交换量充足，呼吸频率适合（30次/分以下），血气分析结果正常，且患者已清醒，可以在手术室内拔管。但如患者系重症心脏病，或以上情况有一定异常，则需要人工呼吸，保证充分的气体交换，以减轻心脏负荷，有利于术后的恢复。

（1）呼吸机的参数设定

1）呼吸模式：同步间歇指令通气（SIMV）。

2）潮气量（tidal volume）：8～10ml/kg（标准体重）。

3）呼吸频率：8～12次/分。

4）吸入氧浓度（FiO_2）：100%（后续根据动脉血气分析调整）。

5）呼气末正压（PEEP）：5cmH_2O。

6）压力支持（pressure support）：6～8cmH_2O。

（2）呼吸管理：一般术后进行6～12h的人工呼吸很有帮助。在应用人工呼吸时，要在短时间内进行数次血气分析，据以调整呼吸机的参数。当确定合适于该患者的参数后，血气分析可改为2～4h一次，或每日2～4次。要注意呼吸道管理，保证气道通畅，保证气体交换充分；定期吸引分泌物，预防感染；如同步不理想，可抑制自主呼吸；保证气体交换充足，减轻患者负荷。

1）监护仪上必须始终有血氧饱和度显示。

2）进入ICU 15～30min后应做血气分析，拔除气管插管前应每2～3h定期重复一次。

3）只要PaO_2＞100mmHg或$SatO_2$＞96%，可将FiO_2降至40%。

4）调整呼吸机参数，维持$PaCO_2$＞30mmHg、pH 为7.30～7.50。

5）进入ICU后急诊拍床边胸部X线，判断气管插管位置及有无气胸等。

6）适当应用镇静药物：应用丙泊酚（propofol）25～50μg/（kg·min）镇静，注意：应用微量输液泵，不得静脉推注；如丙泊酚不能耐受，改用右美托咪定（dexmedetomidine），注意：应用微量输液泵，不得静脉推注；成人患者如疼痛明显可酌情应用吗啡5～10mg经外周静脉推注［0.01～0.02mg/（kg·h）］，注意：必须在气管插管辅助呼吸情况下，方可静脉推注，否则考虑皮下或肌内注射。

（3）争取早期拔管：传统上呼吸机的应用方法是将患者镇静，呼吸机支持过夜，第2天上午拔管。这种方法的优点主要是支持期间有助于血流动力学稳定，胸管引流停止，体温恢复正常和麻醉药清除；此外相对长时间正压呼吸和PEEP支持，能提供充分的氧合。但长时间应用呼吸机辅助呼吸可能会带来如下的不良作用：①正压呼吸损伤右心功能；②增加输液量；③额外的镇静药使用，使患者能耐受气管插管；④呼吸机应用的相关并发症；⑤大剂量麻醉药物静脉推注，延长了呼吸功能受抑制的时间；⑥增加住院费用。

目前临床常考虑早期拔管。大量研究表明，早期拔管几乎对所有的心脏病患者都是有益的，而且可加速患者的康复，促进早日转出ICU，缩短住院时间和减少费用。早期拔管在国际上已成为一种标准的处理方法。

1）早期拔管的选择标准：患者能否早期拔管通常考虑的因素是年龄、术前存在的肺部疾病、左心室功能、手术时间、体外循环时间和麻醉药的类型等。

有下列情况之一者应考虑延迟拔管：①老年患者；②女性肥胖患者；③术前NYHA Ⅳ级，有充血性心力衰竭，需应用大剂量利尿药；④再次手术；⑤急诊或亚急诊手术；⑥术中输入液体过多；⑦术后明显出血，需大量输血；⑧术后低心排血量，需用主动脉球囊反搏（IABP）；⑨术后严重的胸部并发症。

有下列因素不能考虑早期拔管：①术前。肺水肿、气管插管、心源性休克和败血症。②术中。深低温停循环、凝血机制障碍、严重的心肌功能受损和体外循环时间＞4～6h。③术后。出血、循环不稳定（需IABP）、呼吸衰竭和脑卒中。

2）术后早期拔管ICU中的处理：①应用低剂量的镇静药以减轻疼痛和呼吸抑制。一般来说残余的麻醉药就可以满足这一需要，但ICU中有时也需要低剂量持续应用镇静药。②应用短效抗焦虑药物，使患者能很快清醒。③应适当应用抗高血压药物，不能单纯靠镇静药来降血压。④严格控制输血（中青年患者HCT＞26%，老年患者HCT＞28%）。⑤血流动力学稳定后，逐渐适当利尿。

3）呼吸机的过渡指征：①患者刺激后可清醒。②胸管引流量＜50ml/h。③血流动力学稳定：心排血指数（CI）＞2.2L/（min·m²），只有小剂量的血管活性药物支持；收缩压一般应≤140mmHg。④无严重心律失常（如频发室性期前收缩，阵发性室性心动过速）。⑤中心温度＞35.5℃，无高热。⑥肌肉松弛药的作用已经消失。⑦氧合满意（$PaO_2>70mmHg$，$FiO_2<50\%$，$PEEP\leqslant5cmH_2O$）。

4）过渡的方法：当$FiO_2<50\%$、$PEEP\leqslant5cmH_2O$时，可考虑过渡。传统采用带管呼吸$30\sim60min$，如果达到拔管标准，就可以拔除气管插管。目前另一种常用的过渡方法是采用持续气道正压（CPAP）模式、压力支持$5cmH_2O$。如果血气分析和呼吸肌力都正常，达到拔管标准，就可以拔除气管插管。

当出现下列情况应停止过渡并恢复机械通气：①动脉收缩压增加大于20mmHg。②心率增加大于20次/分或大于110次/分（心率增加通常是不能过渡的首先表现）。③呼吸频率增加大于10次/分或频率大于20次/分。④出现了新的心律失常或原有的更频发。⑤$SatO_2$下降到90%以下或PaO_2下降到60mmHg以下。⑥$ETCO_2$上升了10mmHg，或$PaCO_2$上升至50mmHg以上；pH下降低于7.30。⑦血流动力学不稳定。⑧肺动脉压升高（通常是血流动力学改变的第一个结果）。

5）气管插管拔管指征：除了上面的过渡标准外，还包括以下几点：①患者不需刺激就处于清醒状态。②呼吸肌力恢复。③肺活量$\geqslant10\sim15ml/kg$。④吸气负压$>25cmH_2O$。⑤自主呼吸次数<24次/分。⑥呼吸指数（呼吸频率/潮气量）<100次/（分·升）。⑦动脉血气分析满意：$FiO_2<50\%$，$PaO_2>70mmHg$；$PaCO_2<48mmHg$；pH为$7.35\sim7.45$。

气管插管的拔除可以在CPAP模式下，或带管呼吸的状态下，虽然CPAP模式下的氧合情况要较带管呼吸稍好，但拔管后早期反而可能是带管呼吸的氧合更好，因为从CPAP模式下拔管的患者PaO$_2$会轻度下降。

拔管时应特别注意：①如果患者在手术室气管插管相对困难，在拔管前一定要明确有满意的血气和呼吸肌力。②如果早期拔管时间是在夜间，应当慎重，一定要有熟练插管的人在场，并准备好喉镜和纤维支气管镜。③在没有追加麻醉的情况下，有些老年患者和心功能较差者或肝肾功能不全的患者常苏醒较晚，但应注意对这些患者不能用催醒剂（如纳洛酮），否则会使患者产生剧痛、高血压、焦虑、心律失常和出血，且当药效消失后再次出现呼吸抑制。如果患者24h仍不能苏醒，可以试用纳洛酮催醒，静脉注射0.1～0.2mg，3min后可重复。④有许多患者，尤其是那些追加了麻醉药的患者，当刺激他们时，表现出很好的呼吸肌力，但随后就会陷入睡眠而通气不足。这些患者的瞳孔通常是缩小的。⑤不要将持续镇静、镇痛后的表现认为是满意的呼吸。

4. 拔管后的处理

（1）密切观察：拔管后应注意观察患者的呼吸情况和血流动力学。尤其是那些插管困难的患者，有时会出现喉鸣音，可用地塞米松10mg静脉注射。一般应保留胃管至少2～3h；拔管后1h左右应再次进行血气分析，随后根据需要再做复查。

冠状动脉搭桥术应用胸廓内动脉作为"桥"血管的患者，由于取胸廓内动脉时，胸膜常会破损，并且肋间的血供也会减少。胸膜破后胸腔积液使下叶肺不张、肺水肿的发生率增高；又由于胸腔引流管的存在，最大呼气量（FEV）、用力肺活量（FVC）、功能残气量（FRC）和呼气储备量将明显减少；同时可能出现膈神经受损或缺血导致膈肌功能失常，因此应更注意其呼吸功能情况。

（2）氧疗：由于手术切口的不适，胸壁顺应性降低，还有患者用胸带固定，造成患者只能浅呼吸和不能有效咳嗽；体内液体过多和不能有效深呼吸而造成肺不张，这些都影响患者的氧合。所以，应持续几天采用鼻导管或面罩方式，给予患者氧浓度为40%～70%的氧疗。

（3）适当利尿：使患者体重达到术前水平。

（4）尽早活动：深呼吸、有效咳嗽及呼吸训练器的应用都有助于维持FRC和防止肺不张；对那些有肺部疾病、肺功能处于边缘状态或分泌物过多的患者，胸部理疗很重要；雾化吸入同样也很有好处。

（5）适当镇痛：有助于改善患者的呼吸功能。患者自控镇痛泵（PCA）能使患者小剂量地调节药物速度而达到理想的镇痛效果。有些镇痛药（如吗啡、芬太尼）也可小剂量间断静脉推注；通过胸椎硬脊膜外导管给吗啡能减轻术后应激，从而提高心肺功能。

再次气管插管的指征：①烦躁不安，发绀，呼吸频率明显增快，出现"三凹"征，鼻翼扇动明显等呼吸困难表现；②严重缺氧，$PaO_2 < 60mmHg$（吸纯氧），$PaCO_2 > 50mmHg$；③心率加快或减慢，血压下降或突然严重心律失常；④拔管后喉痉挛导致通气困难者。

5. 术后高血压的处理　高血压发生在心脏手术后比较常见，因为体外循环后交感神经兴奋，去甲肾上腺素、肾素-血管紧张素和血管升压素等水平升高，尤其见于那些术前心功能良好、有高血压病史、服用β受体阻滞药或行主动脉瓣置换的患者。高血压可由外周血管阻力升高引起，也可由心肌高动力状态所致，或二者皆有，所以在应用扩张血管药物时应评价高血压的原因，否则易导致病情恶化。术后高血压可定义为动脉收缩压＞140mmHg或平均动脉压＞110mmHg，高血压可增加心脏后负荷，诱发心肌缺血、心律失常或心力衰竭，还会增加纵隔出血、主动脉缝合口出血、主动脉夹层和脑卒中，所以应积极治疗。

（1）常见原因

1）体外循环后激素水平改变（去甲肾上腺素、肾素-血管紧张素和血管升压素等水平升高）。

2）低温、收缩血管药物或心排血量偏低，使外周血管阻力升高。

3）发热、焦虑、疼痛和苏醒。

4）动脉血气异常（低氧血症、高碳酸血症和酸中毒）。

5）咽喉部刺激（气管插管、鼻胃管和经食管超声探头）。

6）高动力状态（主动脉瓣置换术后、心功能正常的冠状动脉搭桥术后）。

7）压力传感器功能改变（冠状动脉搭桥术合并颈动脉内膜剥脱术后）。

8）急性严重低血糖。

（2）评价方法

1）详细的体检。

2）血流动力学评价。

3）查动脉血气、电解质、血细胞比容、胸部X线和心电图。

（3）治疗原则：治疗目标是使动脉收缩压维持在110～130mmHg（平均动脉压75～90mmHg），降低体循环阻力，减少心肌氧耗，并维持足够的冠状动脉灌注压，以提高心功能。理想的抗高血压药物应具有防止心肌缺血的作用，不增加心率、房室传导和心肌收缩力。

1）保证足够的通气和氧合。

2）如果心排血量满意，用扩张血管药物。

3）如果心排血量处于边缘状态，就和正性肌力药联合应用。

4）应用镇静药是控制高血压的首选。如果需要早期拔除气管插管，就应尽量少用镇静药。

5）应用哌替啶来控制寒战。

6）必要时应用中枢性抗高血压药。

6. 低心排血量综合征的处理　正常心排血指数是2.5～4.4L/（min·m²）。低心排血量的诊断不能依据单一的体征或症状，而应依据患者的全面情况进行判断。其诊断依据如下：①烦躁不安、忧虑或淡漠。②周围脉搏细而速。③皮肤冷湿，甲床发绀。④尿少，成人每小时尿量少于30ml。⑤低氧血症。⑥血压多偏低，但低心

排血量时血压也可以正常或偏高。⑦心排血指数<2.5L/
（min·m²）。

治疗低心排血量时要针对原因，尤其应强调预防。常
见原因及处理要点如下。

（1）低血容量的处理

1）停止体外循环前应尽可能将机内血输入体内，即
停机前要求适当正平衡；停机后要求机内余血缓慢输入。
一般要求平均动脉压达60～80mmHg，中心静脉压达15～
20mmHg。

2）停止机内余血输入后，立即开始输入库存血，输
入的速度和量应依据血流动力学变化、排尿速度、平均动
脉压和中心静脉压进行调整。但要避免输入血或液体过
多、过快，以免心脏过度负荷或发生肺水肿。有些患者应
进行左心房测压从而对输血进行指导。

3）体外循环刚刚终止时，尿流常很快。这时血容量
变化较快，应严密监测动、静脉压和左心房压的变化，
并可定期检查血细胞比容和血红蛋白，以指导输血速度
和量。

（2）心功能不全的处理：体外循环手术后低心排
血量的患者常表现为周围血管阻力增加。应用血管扩张
药常可改善心功能，减轻心脏前、后负荷。低心排血量
严重者可在使用血管扩张药的同时使用正性肌力药物，
既可强心，又可减轻心脏负荷，如应用硝普钠0.5～5μg/
（kg·min），对减轻前、后负荷有较好的效应。需要强
调的是，血压低不是应用硝普钠的禁忌证，在应用硝普钠

的同时加用多巴胺2～10μg/（kg·min），既可减轻心脏的前、后负荷，增加心排血量，又可改善心、肾的血液供应，升高血压，降低周围阻力，改善微循环，常可使循环逐渐稳定。但调整两种药达到合适的输入速度需要一段平衡过程。心脏复苏后不要急于终止体外循环，应给予一定时间的辅助循环，有助于心功能的恢复，对于预防低心排血量将起到一定的作用；即使在停止体外循环后，如患者发生心功能不全，可再度进行体外循环辅助心脏排血。严重的患者用主动脉内球囊反搏常可明显改善。

（3）心脏压塞的处理：心脏压塞的处理关键是及时确诊、迅速处理，犹豫不决常导致灾难性后果。①临床没有心功能不全的其他因素（如心肌保护欠佳，畸形或病变纠正不彻底，血流量不足等），然而表现低心排血量，对正性肌力药反应不佳者；②胸管引流出血量偏多，或引流量特别少；③胸管引流量突然减少或出现凝血块；④颈静脉怒张，静脉压升高；⑤动脉压下降，脉压变窄，用正性肌力药不能改善者。

一旦确诊急性心脏压塞，应紧急送进手术室，手术清除血块、积血，并彻底止血，如情况紧急，可于病室内将切口下段打开，用戴有消毒手套的手指深入心包内，即有血液涌出或有血块排出，病情顿时改善，然后急送手术室进行彻底处理。要注意心脏压塞多发生于手术后3d内，而且此后仍可发生迟延性心脏压塞。

（4）心律失常的处理：体外循环术后心律失常最主要的原因是低血钾。因此，防止低血钾是预防心律失常的重要环节。术前应充分纠正体内钾缺失，术中要按常规给钾，术后要依据尿量及血钾测定结果进行补钾。

1）室上性心动过速：①维拉帕米5～10mg静脉注射，为目前首选药物。②普萘洛尔10mg口服或阿替洛尔25mg口服。③甲氧明5～10mg静脉注射或10～20mg肌内注射。④迷走神经兴奋药，如新斯的明0.5～1.0mg肌内注射。⑤苯妥英钠100mg静脉注射。⑥氯化钾可用0.4%～0.6%静脉注射。⑦洋地黄类：毛花苷C 0.4～0.8mg静脉注射（未曾用过者），每2h后再静脉注射0.1～0.2mg，24h内不超过1.2mg。⑧同步直流电复律：各种不同药物无效者可用此法，但洋地黄中毒者不宜使用。⑨心房起搏超速抑制，用高于其频率的速率起搏20s后突然停止起搏常可转为窦性心律。

2）心房颤动：胺碘酮75～150mg缓慢静脉注射后，再以胺碘酮持续静脉滴注（应用微泵），或毛花苷C静脉注射，亦可用电复律或超速起搏的方法。

3）心房扑动：可用维拉帕米、β受体阻滞药或洋地黄制剂及超速起搏。

4）室性期前收缩：一般在术后GIK溶液中已常规加入利多卡因。如为偶发室性期前收缩可不必处理；频发室性期前收缩时，可用利多卡因50～100mg静脉注射或1～3mg/（kg·min）静脉滴注，如系洋地黄中毒所致可以用苯妥英钠50～100mg静脉滴注或静脉注射。目前大多应用起搏器抑制期前收缩的发生。

5）室性阵发性心动过速：①利多卡因静脉注射，如反复出现可给予1～3mg/（kg·min），静脉持续滴注，必要时应用胺碘酮。②电复律。

7. 酸碱、电解质平衡失调的处理　常见酸碱平衡失调是代谢性酸中毒：碱剩余＜−3mmol/L，pH＜7.35，$PaCO_2$＜30mmHg就应纠正。计算公式如下：

总细胞外碱缺失=碱缺失（mmol）×0.3×体重

用5%$NaHCO_3$补充1/2总碱缺失量，30min后复查血气分析后决定进一步纠正的用量。

体外循环术后最严重的电解质紊乱是低血钾，尤其是术前长期应用利尿药的患者，其总体钾常是低的，尽管血清钾测定可以正常，但心肌细胞内钾可能偏低。因此，保持钾的平衡要开始于术前强有力的补钾，体外循环术中要以1～2mmol/（kg·h）补充，终止体外循环后要根据尿量补钾，每排出500ml尿要补充氯化钾0.7～1.0g，力求血清钾保持在4～5mmol/L，同时注意镁的补充。

低钙常可导致心功能不全，如输库血量较大均应适当补钙。

8. 出血的处理　体外循环术后出血有一定的发生率，关键在于预防，即手术中，尤其体外循环终止后，要耐心细致地彻底止血。

（1）术后渗血多的处理原则

1）检查ACT、活化部分凝血活酶时间（APTT）等，酌情追加鱼精蛋白。

2）等量补充新鲜血液。

3）输入干冻血浆。

4）输入血小板。

5）适当使用止血药。

6）如出血较快，特别是在动态观察中没有减少趋势，应当机立断，在患者尚未发生休克送手术室前在ICU进行开胸止血。

（2）ICU急诊开胸的方法步骤

1）"脱"：迅速移除被褥，脱去患者上衣。

2）"洒"：将消毒液洒于手术切口皮肤上。

3）"铺"：于胸部切口周围铺4块手术治疗巾。

4）"切"：打开切口直至胸骨。

5）"剪"：用钢丝剪剪开胸骨固定钢丝。

6）"撑"：用胸骨撑开器撑开切口，显露心脏。

7）"压"：用一个手指压迫出血部位。

8）"吸"：吸净心包内积血。

（3）ICU急诊开胸的注意事项

1）从中心静脉或外周静脉补充血容量行心脏复苏，记住手头一定要有"货"——"血"，血容量恢复后再缝合或结扎出血部位。

2）出现心脏停搏或血压较低时行胸内心脏按摩。

3）先控制较大的出血，然后处理小的出血。

4）要特别注意"桥"血管的位置（尤其是胸廓内动脉）。

5）在进行吸引和补充血容量时用手控制出血部位，待术野清洁、血容量恢复后再仔细缝合或结扎出血部位。

6）手压控制出血常能减少出血量，并能赢得时间以等待更有经验的上级医师到来或到手术室进行止血。

7）如血流动力学不稳定，应在ICU先行复苏，不应匆忙把患者推往手术室。待病情相对平稳后再进入手术室。

9. 液体管理　由于血液稀释法的应用，或术前存在一定的心功能障碍，体外循环结束后，体内有一定的水潴留。因此，术后72h内应保持液体负平衡，特别是心功能不全时，更应严格控制水和钠的输入。体外循环结束后常自然利尿，如利尿不理想，应考虑是否有心功能或肾功能不佳，或胶体渗透压不够。除针对原因进行处理外，还可应用利尿药（如呋塞米）静脉注射。但须注意利尿与血容量的关系以及利尿与低血钾的关系，应反复进行电解质含量监测，使其保持动态平衡。

10. 预防感染　预防感染应遵循："始于术前，严于术中，继于术后"的原则。

术前用预防量抗生素，可于术前30min开始，重要的是手术当日的术前用药也要给予足够剂量的抗生素，保证术中有一定的血药浓度。术中一切操作，包括各种通道的建立均须严格遵守无菌操作规程：术中可于机器内加入一定量的抗生素，体外循环终止后立即再给一个剂量的抗生素，随后定期应用。

所有输液输血通道均应保持无菌状态，以防止发生污染。

11. 防止高热　手术当天易发生低温后的反跳。因此，体温达36.5℃时就应开始物理降温，一般多能防止术后高热的发生；如体温高达38℃，则除物理降温外可加用冬眠药物或解热药灌肠，使体温降到正常范围；必要时可应用变温水床。

12. 抗凝治疗　拔除胸腔引流管后或术后24h可开始口服华法林（warfarin），一般为2～10mg/d，以后按所测的国际标准化比值（INR）及凝血酶原时间进行调整，直至稳定后才将抗凝药固定在一定的每日用量范围内。但INR、凝血酶原测定时间应将间隔日数逐渐延长，最后可以1～2个月测定一次。需要注意的是，许多药物（如抗风湿药、抗心律失常药及巴比妥类等药物）的长期服用均对抗凝治疗有干扰，应专门告知患者。

13. 术后其他事项

（1）术后8h引流量＜60ml，或引流液颜色明显清淡可考虑拔除引流管。

（2）气管插管拔除后第2天起鼓励患者床上拍背，咳痰，多取坐位。

（3）术后体温＞38.5℃的患者，查血常规、做血培养和药敏试验，另外注意导管菌血症，必要时拔除深静脉导管。

（4）出监护室术后第2天护理等级由特级改为Ⅰ级。

（5）心房颤动消融术后应用胺碘酮：生理盐水（NS）41ml+胺碘酮450mg静脉微泵，静脉、口服药交叉1d后停静脉用药。

（6）胸腔引流管拔除后第2天鼓励患者下床活动。

（7）出监护室测血压每8h一次，至术后3d改为每日1次。

（8）冠心病患者测血糖每日3次+临睡前至出院。

（9）服用阿司匹林和硫酸氢氯吡格雷术后应复查一次大便隐血。

（10）先天性心脏病、心脏瓣膜疾病患者出院前复查心脏超声。

（11）术后一般7～10d出院。

八、特殊心脏瓣膜疾病的处理

"无为而治"的治疗理念：如果心脏原来的状况是"较多前负荷"（如瓣膜关闭不全），术后前负荷可以适当从稍多些时候开始，逐渐适应；术前前负荷过小者（如二尖瓣狭窄），术后的容量就开始从较少的状态适应；术前是后负荷较大者（如主动脉瓣狭窄），术后应从较高的水平以慢慢适应。

1. **小、薄左心室的处理**　严重二尖瓣狭窄患者左心室小而且薄，对前、后负荷耐受均非常差，可做如下处理。

（1）严格限制容量，增加出量，最大可能减少左心容量负荷，血压（后负荷）也不要太高。特别是容量负荷过重，易导致心脏膨胀，引起术后新出现的心功能不全。

（2）适当增加胶体摄入，减少肺组织渗出。

（3）同时注意对合并肺动脉高压、右心功能不全的处理。

（4）注意营养支持。

2. **小、厚左心室的处理**　主要见于主动脉瓣狭窄患者。这类患者往往心功能较差，因为主动脉瓣出现症状后，其心功能往往明显不如二尖瓣病变。左心室明显增厚，对后负荷的耐受较好，但对前负荷过多耐受性明显不足。当超过限度时，会明显增加心腔内压力。处理原则如下。

（1）应严格限制左心室的前负荷。

（2）适当控制心率在80次/分。

（3）酌情利尿并加用硝酸甘油等。

3. 大左心室的处理　多见于主动脉瓣关闭不全患者。术前心脏由于每次的瓣膜反流，在舒张期能够充分得到充盈；术后反流消失，充盈不足，会出现类似于期前收缩的血压波形。但由于主动脉瓣关闭完全，舒张压会有所增加。这类患者对前负荷的耐受相对较好，而对后负荷的耐受较差。处理原则如下。

（1）术后应用起搏器，将心率控制在80～100次/分。

（2）多巴胺等相关活性药物应用时间适当延长。

（3）应更早应用血管紧张素转化酶抑制药（ACEI）减低后负荷，适当应用β受体阻滞药。

（4）适当增加容量。

4. 肺动脉高压的处理　心脏瓣膜疾病多合并阻塞性肺动脉高压。手术本身即使解除了阻塞，增高的肺动脉压力依然不会马上减少。手术本身还可导致肺动脉压力增高，高峰期多在术后24～36h。

由于肺动脉高压无法在短时间内下降，术后只要能够维持体循环压力即可。在非常高的肺动脉高压下，拔除气管插管困难者，可以在拔管前适量应用糖皮质激素。

（1）增加胶体，限制液体摄入，减少间质水肿，增加出量。

（2）充分镇静、镇痛，加用肌肉松弛药，如阿曲库铵等。

（3）预防、控制肺部感染，充分引流。

（4）应用肺部保护剂（化痰、解痉）。

（5）应用呼吸机时，低$PaCO_2$，维持在30～35mmHg及轻度的呼吸性碱中毒；PaO_2要维持在相对较高水平。

（6）最好应用体疗仪体疗。

（7）应用抗高血压药物（ACEI、硝普钠等），以能够维持最低的体动脉压为准。

（8）血管活性药物的应用：以米力农、多巴酚丁胺为主；慎用多巴胺、肾上腺素，禁用去甲肾上腺素。

九、心脏外科围手术期特殊问题的处理

（一）心脏外科围手术期血糖控制方案

（1）围手术期血糖控制目标<150mg/dl（8.3mmol/L）。

（2）入院时常规送检糖化血红蛋白（HbA1c），新发现糖尿病患者应请内分泌专科会诊。

（3）糖尿病患者术后早期每2h测血糖一次，并使用胰岛素持续静脉输注（表6-2，表6-3）：非糖尿病患者术后每2h测血糖一次，连续2次正常后停止监测。

表 6-2 术后患者早期在监护室血糖控制方案

| 血糖 | | RI静脉推注 | RI静脉维持速率 |
mg/dl	mmol/L	剂量（U）	（U/h）
150～200	8.3～11.1	4	1
>200～250	>11.1～13.9	6	2
>250～300	>13.9～16.7	8	3
>300～350	>16.7～19.4	12	4
>350	>19.4	16	请示上级医师

注：测血糖q2h，NS 39ml+RI 40U/静脉维持初始剂量

表 6-3 监护室动态监测血糖 RI 调节方案

| 血糖 | | 调节方法 |
mg/dl	mmol/L	
<75	<4.2	停RI，静脉注射50%GS 25ml，30min后复查血糖。如>150mg/dl，给予重新使用RI，剂量减半
75～100	4.2～5.6	停RI，30min后复查血糖。如>150mg/dl，予重新使用RI，剂量减半
>100～150	>5.6～8.3	减少RI剂量0.5U/h
>150～200	>8.3～11.1	维持原剂量
>200～250	>11.1～13.9	如血糖呈下降趋势，则维持原剂量 如呈上升趋势，则增加RI剂量0.5U/h
>250	>13.9	增加RI剂量1.0U/h

注：亦可同时按初始方案中的剂量静脉推注RI

（4）糖尿病患者转出监护室后，改为测血糖（Tid+HS），并使用胰岛素皮下注射（表6-4），同时恢复术前所用降糖药物的半量；术后3天内转出监护室者，

如血糖控制不满意（＞250mg/dl），恢复胰岛素持续静脉输注（表6-2，表6-3）。

（5）血糖难以控制的糖尿病患者应避免使用糖水，如果确需使用糖水，测常规加RI（1：4）。

（6）以下情况需加强血糖监测频率：血糖＜75mg/dl或＞250mg/dl，连续性静脉-静脉血液滤过（CVVH），肠内、外营养支持。

表6-4 患者转出监护室后血糖控制方案

血糖		RL剂量（U）	方法
mg/dl	mmol/L		
＞150～180	＞8.3～10.0	2	皮下
＞180～210	＞10.0～11.6	4	皮下
＞210～240	＞11.6～13.3	6	皮下
＞240～270	＞13.3～15.0	8	皮下
＞270～300	＞15.0～16.7	10	皮下
＞300	＞16.7	表6-2，表6-3	

注：测血糖（Tid+HS）

（二）血钾、血镁异常处理常规

1.目标血钾 浓度4.0～4.5mmol/L。

2.复查血钾 血钾异常者，须每2h复查一次至正常，4～6h再次复查。

3.高钾处理

（1）血钾＞5.0mmol/L：停止补钾。

（2）血钾＞5.5mmol/L，做如下处理。

1）停止补钾。

2）呋塞米20mg，静脉注射。

3）5%碳酸氢钠150～250ml，静脉注射。

4）10%葡萄糖酸钙或氯化钙1支，静脉注射。

5）50%葡萄糖40ml+RI 5U，静脉注射。

（3）肾衰竭，血钾＞6.0mmol/L时须透析治疗。

4.低血钾处理

（1）钾、镁同时泵入（临睡前10ml+10%KCl 10～30ml+25%MgSO$_4$ 10ml）。

（2）外周静脉补钾浓度＜0.3%，中心静脉补钾速度＜1.5g/h（表6-5）。

表6-5　血钾浓度及补钾速度

测得的血钾浓度（mmol/L）	补钾速度（ml/h）
3.5～4.0	8
3.0～＜3.5	15
＜3.0	25

（3）见尿补钾：无尿或少尿患者应停止补钾，并密切随访血钾。

（4）肾功能不全患者慎补钾。

（5）尿量多者随访血钾，原则上500ml尿量可补钾1g。

（6）婴幼儿补钾时量应酌减。

（7）同时应用RI者调整补钾量。

5. 血镁的补充

（1）一般补镁，临时在补钾时同时加1支镁。

（2）恶性心律失常：25%MgSO$_4$10ml+临睡前 40ml静脉输注5ml/h，持续微泵。

（三）围手术期抗生素的使用

（1）术后预防性抗生素的使用限于第二代头孢菌素。

（2）无置入物病例术后最长使用5d。

（3）有置入物病例术后最长使用7d。

（4）亚急性细菌性心内膜炎（SBE）患者术后使用6周，根据药敏试验和经验选择抗生素，并在病程中记录。

（5）超过以上使用时限者，需在病程记录中说明理由。

（6）使用更高级抗生素时需经治疗组副主任医师同意。

（7）术前有感染或需预防性使用者，需在病程中记录。

（8）肝功能不全患者抗生素的选择见表6-6。

表 6-6　肝功能不全患者抗生素的选择

可以正常使用者	青霉素、头孢唑林、头孢他啶、氨曲南、亚胺培南、氨基糖苷类、多西环素、呋喃类、乙胺丁醇、（去甲）万古霉素、多黏菌素
慎用或需减量使用者	苯唑西林、哌拉西林、美洛西林、阿洛西林、头孢噻肟、头孢哌酮、头孢曲松、林可霉素、克林霉素、红霉素、氟胞嘧啶、甲硝唑

（9）肾功能不全患者抗生素的使用情况见表6-7，表6-8。

表 6-7　不同程度的肾功能不全患者抗生素的给药剂量

肾功能	内生肌酐清除率（ml/min）	给药剂量
正常	90～120	正常剂量
轻度损害	50～80	1/2～2/3正常剂量
中度损害	10～50	1/5～1/2正常剂量
重度损害	<10	1/10～1/5正常剂量

表 6-8　肾功能不全患者抗生素的选择

可使用正常剂量或剂量略减者	氨苄西林、阿莫西林、哌拉西林、美洛西林、苯唑西林、头孢哌酮、头孢曲松、头孢噻肟、大环内酯类、克林霉素、氯霉素、多西环素、异烟肼、利福平、甲硝唑、克霉唑、乙胺丁醇
可选用，剂量需中等程度减少者	青霉素、阿洛西林、头孢唑林、头孢氨苄、头孢拉定、头孢西丁、头孢呋辛、头孢他啶、头孢唑肟、拉氧头孢、头孢吡肟、氨曲南、氟喹诺酮类、林可霉素、亚胺培南
避免应用，确有指征使用时尽量根据血药浓度调整剂量	氨基糖苷类、（去甲）万古霉素、替考拉宁、两性霉素B、氟胞嘧啶、SMZ-TMP
不宜应用者	四环素类（多西环素、米诺环素除外）、多黏菌素、呋喃妥因、萘啶酸、咪康唑、长效磺胺类

（四）心脏术后呼吸机相关性肺炎预防操作流程

（1）调节患者体位，抬高床头30°～45°。

（2）每小时检查气管插管气囊松紧情况，及时补充气体，维持气囊内压力在20～30cmH$_2$O；若出现气囊漏气或破裂，及时更换气管插管或套管。

（3）做到呼吸机螺纹管和湿化器"一人一用一消毒"，并每周至少更换1次；螺纹管有明显分泌物污染时应及时更换。

（4）检查并确保湿化器处于开启状态，加热并湿化吸入气体；每4h检查湿化罐内水平面，使用无菌水（蒸馏水），及时添加、更换湿化液。

（5）及时清除螺纹管内冷凝水，冷凝水应作为污水清除，不可直接倾倒在ICU室内地面，不可使冷凝水流向患者气道。

（6）定期吸痰，吸痰时应严格遵守无菌原则；吸痰前后必须严格执行手卫生。

（7）建议使用可吸引的气管导管，定期（每小时）做声门下分泌物引流。

（8）每4～6h使用0.2%氯己定（洗必泰）进行口腔护理。

（9）如为气管切开患者，切口处应每日以安尔碘消毒，并更换切口纱布。

（10）气管内套管应专人专用，及时更换消毒灭菌。

（11）呼吸机的表面及操作键盘等应保持清洁，每天需擦洗、消毒。

（12）围手术期指导患者正确咳嗽，术后加强肺部理疗，定期翻身、叩背，以利于痰液引流。

（13）定期雾化并酌情应用支气管扩张药。

（14）每日评估镇静治疗的必要性并实时改进镇静治疗方案，尽量减少镇静治疗；每日应至少唤醒患者1次。

（15）若辅助通气时间≥5d，应每日评估患者是否能拔管。

（16）定期复查血糖，根据结果调整胰岛素用量，尽量将患者血糖维持在4.5～6.1mmol/L。

（17）每日评价患者病情，尽早停用抑酸制剂（如H_2受体阻滞药西咪替丁等）。

（18）术后注意加强营养支持。

（19）气管插管拔除后，鼓励患者早期下床活动。

（20）ICU应尽量减少人员的流动。

（五）心血管术后突发性低血压的处理流程

（1）立即重新测定无创血压，轻轻呼唤患者，明确是否真为低血压（收缩压＜90mmHg或平均压＜60mmHg）。

（2）立即调整患者体位至"平卧抬腿"位，并将有创血压重新归零，再次测定有创血压。

（3）心率缓慢者可立即将临时起搏器开启至VVI模式，起搏心率调至100次/分。

（4）有呼吸机支持患者，可暂时将FiO_2加至100%。

（5）如可能立即测定CVP，并适当加快胶体（如白蛋白）的输注速度。

（6）如收缩压已低于60mmHg，立即予以氯化钙或葡萄糖酸钙1.0g，经不含血管活性药物的中心静脉通路或外周静脉注入，必要时可快速微泵推注少量多巴胺甚至肾上腺素。

（7）仔细检查血管活性药物输注管路的通畅程度，常见可能的故障原因如下。

1）"三通"或连接部位脱落。

2）中心静脉置管打折。

3）微泵故障而未报警。

4）中心静脉置管脱出至皮下。

5）"带液体"的输液通道故障。

（8）检查胸腔引流管胸腔积液的情况，如发现短时间内有大量红色液体流出，立即呼叫上级医师并请护士快速取血。

（9）仔细体格检查，及时发现张力性气胸、"卡瓣"、心脏压塞等。

（10）抽血查血糖、血气，评价酸碱、水、电解质平衡情况；积极处理代谢性酸中毒、低血糖等。

（11）条件允许时做包括心排血指数等在内的血流动力学全套参数监测，测定混合静脉血氧饱和度，必要时应用PICCO监测仪做连续监测。

（12）酌情将利多卡因、肾上腺素等分别抽至单独的注射器内备用，开启除颤仪至待机状态，并随时做好急症床边开胸准备。

（13）血压平稳后选做床边超声心动图、ECG、胸部X线、胸腹部B超等检查，积极寻找引起低血压的确切原因，并尽快祛除病因。

（六）心血管术后不明原因发热的处理流程

（1）排除可能引起发热的药物，并立即停止有关液体的输注。

（2）急查血常规、尿常规。

（3）立即抽血做血培养。

（4）询问病史，特别注意有无寒战、咳嗽、咳痰、气急及尿频、尿急、尿痛等。

（5）仔细体检，特别注意肺部及局部切口的检查，检查伤口时应戴无菌手套。

（6）进行物理降温或必要时化学降温。

（7）经验性应用或改用抗生素治疗，如替考拉宁、万古霉素、亚胺培南等，并根据血培养结果及时调整。

（8）立即拔除置管时间超过3d的侵入性导管，特别是中心静脉置管；注意拔除的中心静脉置管等，应剪取导管尖部，留做培养。

（9）拍胸部X线或做B超检查。

（10）复查心脏彩色超声，及时发现感染性心内膜炎心脏局部表现。

（11）积极寻找确切的病因，并尽可能祛除病因。

（12）其他对症治疗，如适当补液、维持水和电解质平衡等。

（七）术后抗凝、抗血小板治疗

（1）机械瓣——华法林：终身（维持INR2.0～3.0）。

（2）生物瓣——阿司匹林+硫酸氢氯吡格雷：6个月。

（3）冠心病——阿司匹林：终身+硫酸氢氯吡格雷1年。

（4）封堵器、瓣膜成形环、先天性心脏病房间隔缺损补片修补——阿司匹林+硫酸氢氯吡格雷：6个月。

（5）机械瓣+冠心病——华法林+阿司匹林：终身（维持INR 2.0～3.0）。

（6）心房颤动或大左心房——华法林：终身（维持INR 2.5～3.5）。

（7）肺动脉切开取栓——华法林：终身（维持INR 2.5～3.5）。

（8）冠状动脉内膜剥脱、冠状动脉支架、颈动脉狭窄/支架、肾动脉支架——无出血情况下，术后6h开始低分子肝素治疗。

（八）术后抗凝常规

1.机械瓣置换　接受终身口服抗凝药物（华法林）治疗，一般维持INR在2.0～3.0。如果患者同时存在心房颤动或者口服华法林抗凝过程中仍然发生了血栓栓塞，应考虑加用阿司匹林。

2.生物瓣置换　生物瓣置换术后最初3个月内存在血栓栓塞的风险，尤其是二尖瓣部位的生物瓣。故推荐二尖瓣部位的生物瓣置换术后至少抗凝治疗3个月，维持INR在2.0～3.0。

（1）如果生物瓣置换术患者同时合并心房颤动或手术时发现房内血栓，应长期口服华法林。

（2）如果既往有血栓栓塞病史，抗凝治疗的时间应为3～12个月。

（3）其他情况长期口服阿司匹林即可。

3．冠状动脉搭桥　须长期口服小剂量阿司匹林

（100mg，每日1次）及术后口服氯吡格雷（75mg，每日1次）6个月或1年；怀疑有围手术期心肌梗死需应用低分子肝素（达肝素钠注射液4000U ih q12h×3d或低分子肝素钙注射液0.4ml ih q12h×3d）抗凝。

4. 换瓣加搭桥 须长期口服华法林，维持INR在1.5～2.0。

（九）INR增高或出血的处理

（1）如果INR大于目标值，但小于5.0，无出血，又不需要快速恢复（如手术）INR，可只减少剂量或停药一次，INR恢复目标值后减量应用；轻度INR升高甚至不用减量。

（2）如INR在5.0以上，但小于9.0，没有明显出血，有以下两种处理方法。

1）如果没有引起出血的其他危险因素，停华法林1～2次，INR恢复到目标值，重新减量口服。

2）如患者存在出血的其他危险因素，应在停用一次华法林的同时，口服维生素K_1 1～2.5mg；如需要快速逆转INR（如手术或拔牙），可口服维生素K_1 2～4mg，以期INR在24h内明显下降，如果仍然很高，可再口服维生素K_1 1～2mg。

（3）如果INR超过9.0，临床没有出血，应口服大剂量的维生素K_1 3～5mg，以期在24～48h使INR明显降低，如需要可重复口服维生素K_1；如需快速逆转INR或出现了可以看见的出血或INR超过20，应静脉注射维生素K_1 10mg，适当补充新鲜冷冻血浆（FFP）或凝血酶原复合物（PPSB），静脉注射可每12h重复一次。

INR可参考美国胸科医师学会（ACCP）推荐的口服抗凝药物适应证相应的INR范围（表6-9）。

表6-9 美国胸科医师学会（ACCP）推荐的口服抗凝药物适应证相应的 INR 范围 [a]

适应证	INR
预防静脉血栓形成（高危手术）、治疗静脉血栓形成、治疗肺栓塞、预防体循环栓塞、生物瓣换瓣、急性心肌梗死、心脏瓣膜疾病、心房颤动	2.0～3.0 目标值2.5
机械瓣换瓣（高危）、急性心肌梗死（预防心肌梗死复发）、某些血栓患者和抗磷脂抗体综合征	2.5～3.5 目标值3.0
主动脉瓣双叶机械瓣膜，窦性心律	2.0～3.0 目标值2.5

a. 2014 AHA/ACC Guideline for the Management of Patients with Valvular Heart Disease

十、术后营养支持

1. 肠外营养支持

（1）非蛋白质热量，25～35kcal/（kg·d），糖类与脂肪比例为5：5～7：3；蛋白质需要量为1.5～2.5g/（kg·d）。

（2）渗透压：外周静脉可耐受最高渗透压为86mOsm/L；脂肪乳剂近于等渗，10%、20%、30%溶液的渗透压分别为280mOsm/L、330mOsm/L、310mOsm/L；氨基酸溶液浓度8.5%者渗透压力为810mOsm/L，11.4%者为

1130mOsm/L；外周静脉葡萄糖浓度应＜15%。

（3）糖类：100～200g/d，输注速度2.0～2.5mg/（kg·min），＜5mg/（kg·min）。

（4）脂肪乳剂：1～2g/（kg·d），MCT（力能）用于肝功能障碍等患者。

（5）氨基酸：1.5～2.5g/（kg·d），以氮形式计算为0.2～0.25g/（kg·d）；8.4%氨基酸含氮14g/L，11.4%氨基酸含氮18g/L，肝功能异常者给予支链氨基酸溶液，肾功能异常者给予高必需氨基酸，危重患者注意补充精氨酸。

（6）电解质：钾3～5g/d，钠9～11g/d，其他如磷、钙、镁；微量元素每日需要量为多种微量元素注射液（安达美）10ml/d。

（7）维生素：注射用水溶性维生素（水乐维他）每天1支，维生素C 0.2～0.3g/（kg·d）（严重感染及创伤早期）。

（8）胰岛素：与葡萄糖按1∶4～1∶6配制，高浓度葡萄糖液输注后给予低浓度葡萄糖过渡，避免低血糖。

（9）配液原则：电解质、微量元素、水溶性维生素加入氨基酸或葡萄糖溶液；钙磷分开；脂溶性维生素加脂肪乳剂。

2. 肠内营养支持

（1）要素饮食：吸收完全，对消化道刺激小；用于肠道功能障碍及危重患者开始肠内营养时。

（2）调整蛋白配方饮食：用于肠道功能较好者。

（3）匀浆膳与混合奶：消化道刺激大，用于肠道功能基本正常者。

（4）肠内营养的方式及应用

1）开始时应将营养液浓度稀释为1/4～1/2，或从温开水、盐水开始，逐渐增加浓度。

2）开始阶段缓慢静脉滴注，耐受良好逐渐加速。

3）注意患者是否有腹胀、恶心、呕吐等胃肠道并发症，胃残留量＞100ml停止灌注。

4）鼻饲时床抬高30°以上。

5）每天检查营养管的位置深度，并妥善固定。

3. 心功能不全患者围手术期营养支持

（1）合并营养不良者，术前给予短期营养支持。

（2）限制能量供给，维持低代谢水平，20～25kcal/（kg·d）。

（3）营养支持途径：术后早期宜肠外营养，随心力衰竭纠正及肠功能的恢复过渡至肠内营养或正常饮食。

（4）控制入液量1500～2000ml/d，以CVP、HCT及尿量等为指导调整补液量，维持CVP在12cmH$_2$O，尿量＞30ml/h。

（5）选用较高浓度营养制剂，减少脂肪酸比例：糖类150～300g/d，浓度为30%～50%；脂肪25g/d，浓度为20%～30%；氮量5～10g/d。

十一、术后宣教

（1）患者由手术室返回心外监护室，口腔内有气管插管，要保持安静，避免头部过度转动及试图讲话从而加重不适感，配合各项治疗的顺利进行。

（2）因术后身体上有各类导管及监测导线，为安全起见，双上肢会用约束带固定，此为保护性措施，希望患者及其家属予以理解与配合。

（3）气管插管拔管后做有效咳嗽、咳出气管内痰液，有利于呼吸道通畅，防止肺部感染。

（4）气管插管拔管4h以后可以开始少量饮水，24h后可进半流质。

（5）保持情绪稳定。

（6）术后常规抗凝治疗3～6个月，各类药物应严格按医嘱服用，不能自行随意增减、停服，以免引起合并症的加重，如糖尿病、高血压、肝肾功能异常等。

（7）取下肢静脉搭桥者早期行足部背屈运动，晚上睡觉可将患肢适度抬高20°～30°。

（8）活动原则：术后提倡早期活动，以不感到自身劳累为原则。

1）术后24h四肢可在床上适当活动，以促进血液循环。

2）术后48h可增加床上自主活动。

3）拔除导管，病情许可的情况下宜早期下床活动，防止便秘，有利于切口愈合。

4）取下肢大隐静脉搭桥者，术后恢复应注意体位，勿长时间站立或坐位，避免坐时双下肢交叉，站立时应不断变换负重肢体，经常以足尖着地加强腓肠肌收缩，以防静脉回流障碍而发生足背、足趾水肿和细动脉闭塞。术后

6个月至1年可能有下肢酸痛或麻木感。

（9）定期门诊随访，如有不适及时就诊治疗。

十二、饮食建议

1. 控制总热量　维持正常体重。

简单公式：合适体重（kg）=身高（cm）−105

2. 控制脂肪及胆固醇的摄入　其中动物脂肪不超过总量的1/3，胆固醇摄入量应<300mg/d，避免食用肥肉、动物内脏、螺肉、墨鱼、鱼籽、蟹黄、油炸食品等。

3. 适宜的蛋白质含量　占总热量的12%，尤其应增加大豆类蛋白。大豆制品可降低血胆固醇水平，提倡食用。

4. 糖类　首选复合糖类，如米、面、杂粮；控制单糖、双糖的摄入，应尽量少吃纯糖食物及制品。过多糖类的摄入量易导致血中的三酰甘油升高。

5. 多吃水果、蔬菜　增加膳食纤维的摄入；降低血清胆固醇及餐后血糖，可辅助防治糖尿病、便秘，并有减肥作用。

6. 少量多餐　避免过饱、过多、过咸食物，每日食盐的摄入量在3~5g（1个牙膏盖约为3g盐量）。

7. 禁忌　烟、酒、浓茶、咖啡及一切辛辣调味品。

十三、术后常规口服药

1. 风心病　强心药（地高辛）；利尿药（氢氯噻嗪、

呋塞米、螺内酯等）；降低肺动脉压药（ACEI、硝酸异山梨酯等）；华法林（测PTT/INR，每日1次）。

2.*冠心病*　抗血小板药（阿司匹林、硫酸氢氯吡格雷、低分子肝素等），扩张冠状动脉药（硝酸异山梨酯、单硝酸异山梨酯等），降脂药（辛伐他汀、氟伐他汀等），美托洛尔；心功能差、EF值低者给予强心药（地高辛），利尿药（氢氯噻嗪、呋塞米、螺内酯等），降脂药（辛伐他汀、氟伐他汀等）。

3.*动脉瘤*　抗高血压药（ACEI、钙离子拮抗药等），美托洛尔，通便药。

十四、出院常规带药

1.风心病　强心药（地高辛）3～6个月；利尿药（氢氯噻嗪、呋塞米、螺内酯等）3～6个月；降低肺动脉压药（ACEI、硝酸异山梨酯等）6～12个月；华法林终身；制酸药1个月。

2.冠心病　抗凝药（阿司匹林长期、硫酸氢氯吡格雷1年），扩张冠状动脉药，美托洛尔（肺功能差者慎用）6个月，心功能差、EF值低者给予强心药（地高辛），利尿药（氢氯噻嗪、呋塞米、螺内酯等），降脂药（阿托伐他汀、辛伐他汀、氟伐他汀等）12个月，制酸药1个月。

3.动脉瘤　抗高血压药（ACEI、钙离子拮抗药等）终身，美托洛尔，制酸药。

十五、今天我要做哪些事

为昨天的患者	为今天的患者	为明天的患者
手术类患者		
循环系统	□带好术中用药	**病历整理好了吗**
□血压如何	□尽早进入手术室	□书写 □打印 □签字
□心率如何	□做好术前核查	**检验完善了吗**
□心律如何	□为男性患者导尿	□三大常规
□有心慌、头晕、冷汗吗	□准备手术体位	梅毒、HIV、肝炎
□心音如何	□正确的外科洗手	□凝血功能
□颈静脉充盈、怒张吗	□督促术前抗生素	□生化全套（电解质、
□肢端温暖吗	等应用	肝肾功能）
□下肢水肿吗		□血脂、血型
□出入量平衡吗		**检查完善了吗**
□心包纵隔管引流多少？性		□胸片 □心电图
状怎样		□心脏彩超 □腹部B超
□强心、利尿、补钾、扩张		□肺功能
血管药物有吗		□冠脉造影
□血细胞比容如何，需要输		□心脏及大血管造影
红细胞悬液吗		□心血管MRI
□血管活性药物需要调整吗		□颈部血管彩超
□需要抗高血压药吗		**术前评分完善了吗**
□起搏器需要调整吗		□EuroScore评分
呼吸系统		□Parsonnet评分
□呼吸机拔了吗		**术前准备完善了吗**
□有胸闷气促吗		□三科会诊 □备血
□有咳嗽咳痰吗		□备皮 □呼吸道准备
□呼吸音如何		□止血药 □抗生素
□末梢血氧饱和度如何		□心肌营养药
□血气分析如何		□激素
□胸片如何		□起搏器

续表

为昨天的患者	为今天的患者	为明天的患者
□拍背咳痰了吗		**术前谈话完善了吗**
□万托林喷了吗		□授权委托书
□化痰解痉按时吗		□手术知情同意书
□抗生素对症按时吗		□输血知情同意书
□需要抗真菌药物吗		□昂贵器械同意书
□需要放胸腔引流管吗		□植入物同意书
□需要做痰培养吗		□重大手术报告
消化系统		**费用交齐了吗**
□进食情况如何 胃口好吗		
□营养支持足够吗		
□护胃药物有吗		
□胃管拔除了吗		
□需要通便吗		
□需要止泻吗		
□有腹痛腹胀吗		
□皮肤黄染吗		
□肝功能如何 需要保肝吗		
泌尿系统		
□小便量足够吗		
□小便性状如何		
□需要使用呋塞米吗		
□肌酐、尿素氮如何		
□有高血钾吗？需要停 用钾剂及保钾药物吗		
□需要透析吗		
□尿管可以拔除吗		

续表

为昨天的患者	为今天的患者	为明天的患者
□有尿路感染症状吗 **内分泌系统** □血糖高吗？需要应用降糖药物或胰岛素吗 □电解质有紊乱吗？需要补钠、钾、钙、镁吗 **运动系统** □四肢活动好吗？有异常疼痛吗 □伤口换药了吗？渗出多吗？愈合怎样 □需要胸带固定吗		
普通病房患者		
□及时查房 □修改医嘱	□有不适症状吗 □听诊有问题吗 □华法林开了吗？用量需调整吗？PT需要复查吗 □尿量如何？需要给予呋塞米吗？口服利尿药需调整吗 □出入量平衡吗 □胃口好吗？出汗多吗 □血气分析需要复查吗 □抗生素可以停用吗 □血管活性药物可以减量吗	□通知患者做好入院准备

续表

为昨天的患者	为今天的患者	为明天的患者
	□静脉输液可以停吗	
	□管道（胸腔引流管、尿管、深静脉置管）可以拔除吗	
	□心脏彩超需要复查吗	
	□可以出院了吗	
	□需要催缴费用吗	
新入院患者		
□患者有何特殊主诉	□病史问了吗	□床位有吗
□体格检查有变化吗	□详细体格检查做了吗	□住院证开了吗
□病历完善了吗	□外院检查检验结果复习了吗	□通知患者了吗
□检查检验完成得如何？有没预约到的吗？能进一步提前吗	□检查检验约了吗	
□谈话签字准备好了吗	□住院记录和首次病程完善了吗	
□跟患者家属交代病情了吗	□授权委托书给了吗	
□患者血型如何，血源紧张吗？需要献血吗	□常规医嘱（记尿量、吸氧、助眠）开了吗	
□EuroScore评分有吗	□第二天的口服药（强心、利尿、补钾、扩张血管）开了吗	
	□呼吸道（雾化、扩张支气管）准备有吗	

续表

为昨天的患者	为今天的患者	为明天的患者
拟 出 院 患 者		
	□病历整好了吗	□病历整理好了吗
	□签字完善了吗	□签字完善了吗
	□带药开好了吗	□带药开好了吗
	□出院注意事项交代好了吗	□出院注意事项交代好了吗
	□联系方式给患者了吗	□联系方式给患者了吗

体外循环的运转理想状态

1. 平均动脉压　60～90mmHg。

2. 中心静脉压　6～12cmH$_2$O。

3. 体温　一般手术为28℃左右；复杂心脏手术可用深低温20～25℃。

4. 心肌温度　保持在15～20℃。

5. 流量　50～60ml/（kg·min）为中流量：70～80ml/（kg·min）为高流量，临床常用高流量。儿童与婴幼儿流量应高于成人。

6. 稀释度　血细胞比容一般在25%～30%。

7. 血气分析

（1）PaO$_2$：100～200mmHg。

（2）PvO$_2$：25～40mmHg。

（3）pH：7.35～7.45。

（4）PaCO$_2$：35～45mmHg。

8. 尿量　2～10ml/（kg·h）。

9. 血钾　体外循环运转过程中K$^+$保持在4～6mmol/L，每小时应给予氯化钾1～2mmol/kg。

10. 肝素化　按3mg/kg；预充液1mg/100ml；运转1h后，经人工心肺机补充肝素半量。运转过程中ACT应保持在600s左右。

附录B

静脉推泵药物的配制及用法

附表B-1 ICU常用药物配法及习惯用法

名称	规格	配法 （加NS至50ml）	习惯用法
多巴胺	20mg/2ml	100mg	1～20μg/（kg·min）
多巴酚丁胺	20mg/2ml	100mg	1～20μg/（kg·min）
肾上腺素	1.mg/1ml	5mg	0.01～0.1μg/（kg·min）
去甲肾上腺素	2mg/1ml	10mg	0.01～0.1μg/（kg·min）
异丙肾上腺素	1mg/2ml	2mg	0.01～0.1μg/（kg·min）
硝酸甘油	5mg/1ml	2mg	0.01～0.1μg/（kg·min）
硝普钠	50mg/粉剂	50mg	0.5～5μg/（kg·min）
去氧肾上腺素 （新福林）	10mg/1ml	/	0.1～0.5mg或0.5mg，iv
单硝酸异山梨酯 （异舒吉）	20mg/10ml	100mg	2～7mg/h
米力农	5mg/5ml	20mg	50μg/kg，iv，后续 0.375～0.75μg/（kg·min）
氨力农	50mg/粉剂	200mg	0.5～1.5mg/kg，iv，后续 5～10μg/（kg·min）
地尔硫䓬 （恬尔心）	10mg/粉剂	30mg	5mg，iv，后续1.0μg/ （kg·min）
尼卡地平 （佩尔）	2mg/2ml	20mg	10～30μg/kg，iv，后续 0.5～6μg/（kg·min）
艾司洛尔 （爱络）	200mg/2ml	1g	0.5mg/kg，iv，后续 0.05～0.2mg/（kg·min）

续表

名称	规格	配法 （加NS至50ml）	习惯用法
乌拉地尔 （亚宁定）	25mg/5ml	100mg	12.5mg，iv，后续 100～400μg/min
胺碘酮 （可达龙）	150mg/3ml	450mg	150mg，iv，15min，后 续 1mg/min 后续 0.5mg/min
利多卡因	100mg/5ml	500mg	1～2mg/kg，iv，后续 1～2mg/min

附表B-2 常用药物静脉微泵用法

名称	剂量和不同体重患者微泵速度换算				
	剂量	不同体重患者微泵速度（ml/h）			
		50kg	60kg	70kg	80kg
多巴胺	1μg/(kg·min)	0.8	0.9	1.0	1.2
多巴酚丁胺	1μg/(kg·min)	0.8	0.9	1.0	1.2
肾上腺素	0.01μg/(kg·min)	0.3	0.4	0.5	0.8
去甲肾上腺素	0.01μg/(kg·min)	0.6	0.8		1.6
异丙肾上腺素	0.01μg/(kg·min)	0.8	0.9	1.0	1.2
硝酸甘油	1μg/(kg·min)	5	6	7	8
硝普钠	1μg/(kg·min)	3	4	5	6
米力农	0.1μg/(kg·min)	0.8	0.9	1.0	1.2
氨力农	1μg/(kg·min)	0.8	0.9	1.0	1.2
地尔硫䓬 （恬尔心）	1μg/(kg·min)	0.8	0.9	1.0	1.2

附录C

血流动力学有关参数

附表C-1 血流动力学相关参数

参数	正常范围	公式
（1）体表面积（BSA）	/	$0.61 \times H + 0.0128 \times W - 0.1529$
（2）右心房压（RAP）	0～8mmHg	/
（3）左心房压（LAP）	5～12mmHg	/
（4）右心室压（RVP）	15～25/0～8mmHg	/
（5）中心静脉压（CVP）	4～9mmHg	/
（6）肺动脉压（PAP）	18～30/6～12mmHg	/
（7）肺毛细血管嵌顿压（PCWP）	8～12mmHg	/
（8）心排血量（CO）	4～8L/min	/
（9）心脏指数（CI）	2.5～4.4L/（min·m^2）	CI=CO/BSA
（10）每搏输出量（SV）	60～90ml	SV=CO×1000/HR
（11）心搏指数（SVI）	（40±7）ml/m^2	SVI=SV/BSA
（12）左心室做功指数（LVSWI）	45～60g·m/m^2	LVSWI=（MAP–RAP）×SVI×0.0136
（13）右心室做功指数（RVSWI）	5～10g·m/m^2	RVSWI=（MPAP–CVP）×80/CO
（14）外周血管阻力（SVR）	900～1500dyn/（s·cm^5）	SVR=（MAP–RAP）×80/CO
（15）肺血管阻力（PVR）	40～120dyn/（s·cm^5）	PVR=（MPAP–PCWP）×80/CO

注：（2）～（7）由仪器直接测得，（1）、（8）～（15）由测定内微型计算机所得

心脏外科常用操作标准化流程

一、深静脉置管术标准操作流程

（一）经颈内静脉径路穿刺置管术

1. 体位　取平卧位，肩下垫薄枕，肩下垂，头低15°转向对侧。

2. 穿刺点及进针方向　胸锁乳突肌三角顶点上方1～1.5cm处，针与额平面成25°～30°，沿胸锁乳突肌锁骨头内缘下行。

3. 操作程序

（1）以穿刺点为中心常规消毒皮肤。

（2）戴无菌手套。

（3）铺无菌洞巾。

（4）确定插入导管的长度。

（5）利多卡因局部麻醉，5ml注射器抽吸。

（6）5ml注射器抽生理盐水4ml，接防逆棒穿刺针。

（7）穿刺点局部麻醉后按穿刺角度试穿刺。

（8）用5ml注射器接穿刺针沿试穿刺点进针方向行静脉穿刺，见回血后，固定针头，沿侧孔插入有长度标记的无损伤导丝，和注射器一起拔出穿刺针。

（9）扩张器扩张皮肤，经导丝插入导管，长度为15～18cm。

（10）拔出导丝，接注射器回抽血液，推注少量生理盐水，接肝素帽。

（11）用固定器固定导丝，消毒穿刺点，涂四环素眼膏，贴透明敷贴。

（二）经锁骨下径路锁骨下静脉穿刺置管术

1. 卧位　平卧，肩下垫薄枕，肩外展，头转向对侧。

2. 穿刺点及进针方向　锁骨中内1/3交点，锁骨下1cm内，针与锁骨成35°～40°，以及对着同侧胸锁关节与额平面成35°～40°。

3. 操作程序

（1）以穿刺点为中心常规消毒皮肤。

（2）戴无菌手套。

（3）铺无菌洞巾。

（4）确定插入导管的长度。

（5）利多卡因局部麻醉，5ml注射器抽吸。

（6）5ml注射器抽生理盐水4ml，接防逆棒穿刺针。

（7）穿刺点局部麻醉后按穿刺角度试穿刺。

（8）用5ml注射器接穿刺针沿试穿刺点进针方向行静脉穿刺，见回血后，固定针头，沿侧孔插入有长度标记的无损伤导丝，和注射器一起拔出穿刺针。

（9）扩张器扩张皮肤，经导丝插入导管，长度为14～16cm。

（10）拔出导丝，接注射器回抽血液，推注少量生理盐水，接肝素帽。

（11）用固定器固定导丝，消毒穿刺点，涂四环素眼膏，贴透明敷贴。

二、血流动力学监测操作流程

（一）漂浮导管监测血流动力学操作流程

1. 物品准备

（1）具有有创压力监测功能和心排血量测定功能的监测仪。

（2）导管（Swan-Ganz 7F）及袖套。

2. 漂浮导管准备

（1）气囊检查。

（2）使用肝素盐水或生理盐水充满导管。

（3）使心导管远端与持续冲洗器、换能器相连通。

3. 测压装置的准备

（1）加压输液袋：使压力袋压力达300mmHg；袋装0.9%氯化钠溶液500ml内加入肝素0.4～0.6ml。

（2）冲洗管、换能器、换能器盖、压力延长管、三通开关若干。

4. 测压准备

（1）连接好后启动快速冲洗器，以彻底清洗管道。

（2）驱除换能器帽内所有气体，可转动换能器或轻叩换能器帽。

（3）零位校准。

5.心排血量测定及穿刺物品准备

（1）注射液温度探头、热敏电阻连线、冰盒、注射用冷溶液（0.9%氯化钠溶液或5%葡萄糖注射液）、注射器。

（2）18号穿刺针、8F钢丝、扩张管、鞘管、尖刀、弯止血钳、缝针、缝线、持针器。

（3）若行切开法，尚需眼科剪、镊子等，静切器械。

6.其他物品

（1）消毒敷料：治疗巾、中单、大单、纱布、手术衣、手套。

（2）其他器械：巾钳、弯盘、小碗、大托盘、剪刀。

（3）药品：生理盐水、局部麻醉药、肝素、抢救药品。

（4）最好有X线透视设备、除颤器等。

7.具体操作步骤

（1）局部消毒、铺巾、局部麻醉。

（2）穿刺法：方法简便，几乎无切口，可送部位多，不损坏血管。

（3）穿刺成功后，沿穿刺针送入钢丝，拔出穿刺针，在穿刺点用尖刀开一小口，用弯钳扩张皮下组织；沿钢丝进入扩张管和鞘管；若为带侧臂鞘管，可拔出扩张管和钢丝处理侧臂。

（4）进管方法

1）盲目送管法：①将导管黄色末端与测压装置相连，边看压力边进管。进入右心房时，导管深度（一般成人）为肘前静脉40～50cm，颈静脉15～20cm，锁骨下静脉10～15cm，股静脉30cm。②确认进入右心房后，将气囊充气，继续送管。出现右心室压力图形时，要严密观察心电图上有无室性心律失常。当导管到达右心室后再推进约15cm仍未出现肺动脉压力图形，应缓慢退出导管至右心房，然后重新推进。在气囊保持充气情况下，出现PAWP图形时，说明气囊已嵌顿了某一中等大小肺动脉。故导管不应继续推进。将气囊放气，压力图形变为PAP。理想位置应是打入全部1.5ml气体后获得满意的PAWP图形。

2）X线引导法：①可不连接测压装置，一直将管尖送入左或右肺动脉第一分支。②未打气时，导管随心搏跳动，气囊充气后导管向前进，并且因嵌入肺动脉而不再跳动。③接测压装置，按前述方法核实压力情况。

（5）指标获取

1）插入CO测量模块(M1012A)。

2）将CO接口电缆(M1642A)插入M1012A。

3）将Swan-Ganz导管的三个端口连于M1642A。

4）进入CO设定窗口,输入计算常数。

5）进入CO测量工作窗口。

6）4～5s注入冰水(10ml)。

7）重复测量3～4次。

8）心排血量。

9）进入血流动力学计算窗口。

（6）注意事项

1）操作不可过猛。

2）导管在体内停留时间太长会变软，可打入5%冷葡萄糖溶液，使其变硬。

3）气囊充气不可太快，遇有阻力时不能强行打气。

4）盲目进管时，若进入右心室后再进管15cm以上仍为RVP，说明导管在右心室内打圈，要撤回右心房重新进入。

5）在心排血量低，右心房、右心室扩大有三尖瓣反流时，导管进入肺动脉可能有困难，嘱患者深吸气，以右侧卧位等方式进入。

6）送管过程中应持续冲洗导管。

7）如疑有心内分流，应选用CO_2充盈气囊，以避免气囊万一破裂时而发生体循环空气栓塞。

（二）PICCO监护仪操作流程

（1）预先留置好中心静脉（双腔或三腔）和股动脉或肱动脉导管置管。

（2）分别连接好中心静脉端和动脉端温度传感器导连线至监护仪。

（3）开机，输入患者基本信息。

（4）摆好患者体位，分别归零校正中心静脉压及动脉压，并输入中心静脉压数值。

（5）碘伏消毒双腔或三腔中心静脉导管的主腔口。

（6）按"START"键进入监测界面。

（7）用20ml注射器吸15ml冰盐水，待监护仪显示"STABLE"后经中心静脉导管主腔注入冰盐水，等待监测结果出来，再依次操作2次。

（8）在监测结果界面，按"print"键打印结果。

（9）再次以碘伏消毒中心静脉导管主腔口，覆盖塑料帽。

（10）安置好患者，注意护理好各导管及连线以免脱落。

注：在校正或进行血流动力学监测前、监测当中，请务必注意手卫生及无菌操作观念，并备好无菌冰盐水和一次性20ml注射器。

三、机械通气操作流程

（一）摆放体位

患者取仰卧位，术者站立在头前，用抬颏推额法使患者头部充分往后仰（假设口腔无异物），以寰枕关节为转折点使头部尽量后仰，注意动作轻柔、一步到位，以便使镜片和气管在一条直线上。通气与插管过程中，应全程保持患者头后仰的体位，并始终无回位（须助手从旁协助），以便充分开放气道。

（二）加压给氧

使用氧气面罩–复苏球囊加压给氧通气2次，要求"E-C"手法规范，球囊固定位置适当、密闭无漏气，先完成2次有效的人工呼吸（可见双侧模拟肺膨胀）；然后将面罩–复苏球囊交予助手，助手给患者吸100%氧2～3min，使血氧饱和度保持在95%以上，插管时暂停通气。在交换面罩–复苏球囊过程中，术者与助手之间必须先采取

"E-C"手法过渡，固定好氧气面罩，然后右手旋转复苏球囊进行交接，应始终保持患者气道开放，保证头后仰位置正确和稳固，无明显回位，也不能反复做开放气道动作。

（三）准备物品

准备顺序依次为：在患者头部的右侧，分别放置2个器械盘；选择成人相应规格的气管导管一根（要求内径为7.5～8.0mm）；用10ml注射器检查导管套囊是否漏气；在导管内放入导丝并塑形，确认导丝距管口至少有1.0cm距离；在气管导管前1/3段（包括尖端和套囊处）涂好无菌润滑油，将其上下左右和斜面充分涂抹，放置于右侧器械盘内备用；选择形状和大小合适的喉镜镜片，检查喉镜光源亮灯后关闭，放置于右侧器械盘内备用；牙垫放置于右侧器械盘内备用；2根固定胶布，撕好两条长度适宜的胶布备用。

（四）开始插管操作

当物品准备完毕以后，术者吩咐助手"准备插管，暂停通气，开放气道"；助手回应医嘱、放下面罩-复苏球囊，用"压头抬颏"法全程协助开放气道。然后，术者左手拿起喉镜，一旦打开喉镜并且亮灯，即秒表开始操作计时。

（五）显露声门

打开喉镜，操作者用右手拇、示指拨开患者上、下牙及口唇，左手紧握喉镜柄，把镜片送入患者口腔的右侧向左推开舌体，以避免舌体阻挡视线，切勿把口唇压在镜片与牙齿之间，以免造成损伤。然后，缓慢地把镜片沿中线向前推进，显露患者的口、悬雍垂、咽和会厌，镜片可在会厌和舌根之间，挑起会厌，显露声门。

（六）插入气管导管

术者用右手从患者右口角将气管导管沿着镜片插入口腔，并对准声门送入气管内，请助手帮助将导丝拔除，继续将导管向前送入一定深度，插管时导管尖端距门齿距离常在21～23cm。注意气管导管不可送入过深，以防止进入单侧主支气管造成单侧通气。操作过程中如声门显露不满意，可请助手从颈部向后轻压喉结，或向某一侧轻推，以取得最佳视野。

（七）确认导管位置

给导管气囊充气后，立即请助手用简易呼吸器通气，在通气时观察双侧胸廓有无对称起伏，用听诊器听诊上腹部有无气过水声，并将听诊器分别移至左、右肺底和肺尖部，自下而上检查双肺呼吸音是否清晰、对称（共听诊5个点），由此判断插管位置正确与否。

（八）固定导管

放置牙垫后将喉镜取出，用胶布以"八字法"将牙垫与气管导管固定于面颊。

（九）准备机械通气物品

机械通气物品包括氧气瓶、流量表、通气连接管道、简易复苏器和模拟肺，检查无误。先将流量表安装在氧气瓶接口上，用通气连接管道依次把氧气瓶、简易复苏器、模拟肺连接在一起，要求安装有序、准确无误、动作轻柔、连接紧密，所有接头均无漏气。然后开启氧气瓶的气阀，选择复苏器工作参数。

（十）开机试运行

打开流量表控制阀，检查并调节氧气流量，观察模拟肺膨胀是否满意，共观察3次模拟通气，确认"呼吸机运转正常、连接管道无漏气"。

（十一）呼吸机连接患者

检查无误后，去掉模拟肺，助手停止复苏球囊手动通气，正式将呼吸机与患者气道导管连接起来，转入呼吸机正压通气给氧治疗。再次判断气道导管插入深度是否有移位，评估胸廓活动度和双肺呼吸音是否均匀一致，必要时监测吸入气氧浓度与呼出气二氧化碳峰值。最后观察患者生命体征与通气改善的情况，操作完毕。

四、气管切开术操作流程

（一）操作前准备

1. 患者准备　核对患者，了解生命体征及病情变化情况；评估痰液分泌情况；清除口鼻腔分泌物，检查牙齿有无松动，鼻腔有无感染、阻塞、出血。

2. 物品准备　电动吸引器或中心吸引器、无菌盘内放置无菌吸引管、治疗巾、无菌盐水、一次性无菌手套、遵医嘱备湿化液。气管切开包、气管导管、插管内芯、简易呼吸器、吸氧装置、药物等。

（二）气管切开操作

（1）体位：常规体位为仰卧位，肩下垫枕、头后仰，肩高头低，使颈部尽量伸展，气管充分显露。助手坐于患者头侧以固定头部，保持正中位。

（2）常规消毒，铺无菌巾。

（3）麻醉：一般应用1%普鲁卡因局部麻醉。显露气管后做气管穿刺时，可向内滴入1%～2%地卡因0.2～0.3ml，进行气管黏膜的麻醉。情况紧急，或患者已处于昏迷状态时，可不用麻醉。

（4）切口：有横、纵两种切口，纵切口操作方便，横切口优点是术后瘢痕轻。在常规气管切开术中，纵切口已逐渐被横切口取代。横切口：在颈前环状软骨下方2cm处沿皮纹切口，长4～5cm，切开皮肤、皮下组织及颈阔肌，切口两端组织要切透，方可有足够大的手术野。将创口上缘提起，在颈阔肌深面潜行分离皮瓣约3cm，显露胸骨舌骨肌和颈白线。纵切口：于颈前正中线自环状软骨下缘至胸骨静脉切迹上方之间，纵行切开皮肤、皮下组织及颈阔肌，向两侧稍行分离，以钝拉钩向两侧牵拉即可见颈白线。对病情严重、颈部粗短或肿胀的患者，宜采用纵切口并使切口加长，尽量缩短手术时间。

（5）切开气管：确定气管后，一般于第2～4个气管环处，用刀片自下向上挑开2个气管环，刀尖勿插入过深，以免损伤气管后壁和食管前壁，引起气管食管瘘。可在气管前壁上切除部分软骨环，以防切口过小。放管时勿将气管壁压入气管内造成气管狭窄。气管切开后吸出分泌物及血液。

（6）插入气管套管：以弯钳或气管切口扩张器撑开气管切口，插入大小适合、带有管芯的气管套管，插入外管后，立即取出管芯，放入内管，吸净分泌物，并检查有无出血。

（7）创口处理：气管套管上的带子系于颈部，打成死结以牢固固定。切口一般不予缝合，以免引起皮下气肿。最后用一块开口纱布垫于伤口与套管之间。

（三）监测

操作过程中与操作成功后，均须严密监测并记录心率、呼吸、血氧饱和度、血压、神志等生命体征变化。

五、电复律术操作流程

（一）同步电复律

（1）患者仰卧，备有抢救复苏设备，建立静脉通道。

（2）心电示波器以选R波为主且较高大的导联，检查同步性能。

（3）充分吸氧5～10min。

（4）将两电极板面涂导电胶或包4层盐水纱布。

（5）缓慢静脉注射（＞5min）地西泮（安定）20mg，或咪达唑仑3～5mg做静脉麻醉，同时用面罩吸氧。当患者处于朦胧状态，睫毛反射、痛觉消失时，即可进行复律。

（6）安置电极，两电极分别置于胸骨右缘第2肋间及心尖部，或背肩胛区及心尖区。

（7）任何人不得接触患者及病床，氧气瓶不得接触患者及病床。

（8）调节至所需要的电能量，按充电钮充电，按放电钮放电，完成电复律。

（9）放电后严密注视心电示波器并记录，观察电复律是否成功及有无新的心律失常。若转为窦性心律，记录12导联心电图，与术前对照有无ST段抬高及QRS波的改变。若未能转复可行第二次、第三次电复律，电能量可加大，心房颤动为单向波可用100～200J，心房扑动和阵发性室上性心动过速为较低单向波可用50～100J，一般不超过3次。

（10）术后观察血压、脉搏、呼吸，持续心电监护8h。

（二）非同步电复律

心室颤动、扑动不用麻醉，不同步性能。患者仰卧，迅速将电极板涂导电胶，置于前胸左右两侧，调节所需电功率，充电、放电即可。复律不成功者，可反复进行。心室颤动为细颤波（<0.5mV），电复律较难成功，可静脉给予肾上腺素1mg，使细颤转为粗颤，再行电复律。

六、胸腔穿刺操作流程

（一）适应证

（1）有胸腔积液者，为明确其积液的性质或抽出胸腔积液以便检查肺部情况。

（2）通过抽气、抽液、胸腔减压治疗单侧或双侧气胸、血胸或血气胸。

（3）缓解由大量胸腔积液所致的呼吸困难。

（4）向胸腔内注射抗肿瘤药或促进胸膜粘连的药物。

（二）禁忌证

（1）体质衰弱、病情垂危难以耐受穿刺者。

（2）对局部麻醉药过敏者。

（3）有凝血功能障碍，严重出血倾血，大咯血。

（4）严重肺结核及肺气肿者。

（5）疑为胸腔包虫病患者，穿刺可引起感染扩散，不宜穿刺。

（6）穿刺部位或附近感染者。

（三）操作方法及程序

1. 术前准备

（1）穿刺点的选择与定位：若是胸腔抽气则多选在锁骨中线第2肋间，若是抽液则多选在肩胛线、腋后线或腋中线第7、8肋间。若为包裹积液或少量积液穿刺，则要依据胸透或正侧位胸部X线、超声定位。多发性肺大疱反复气胸导致胸壁粘连的必须根据影像学资料确定穿刺点，防止误穿肺大疱导致张力性气胸。

（2）胸腔穿刺包、局部麻醉药物等物品。

（3）向家属及患者详细说明并签署知情同意书，取得患者的配合和家属的理解。

2. 麻醉与体位

（1）体位：抽取胸腔积液时一般为坐位，嘱患者跨坐在椅子上，面朝椅背，如病情较重可取半卧位。抽气时一般选取半卧位。

（2）麻醉：皮肤消毒，铺单后，用 1％利多卡因或普鲁卡因，先在穿刺点处做一皮丘，然后将麻醉药向胸壁深层浸润至壁胸膜，待注射器回抽出气体或液体证实已进入胸腔后拔出麻醉针头。

3. 手术步骤

（1）局部麻醉后，应用胸腔穿刺针从皮肤穿刺进入，针头应沿着肋间隙的下部，下一肋骨的上缘进入胸腔。这样既可避免损伤肋间血管，又可作为进入胸膜腔的标志，避免进针过深而伤及肺组织。有经验的医师在针头刺入胸膜腔时能感到落空感，表明针头已进入胸腔。也可采用带有一定负压的注射器，以便更好地显示针头是否进入胸膜腔。

（2）当术者调整好针头位置，可以顺利抽出气体或液体后，即由助手用血管钳在靠近皮肤表面将穿刺针固定，避免针头移位。穿刺针通过10cm长的乳胶管与一个30ml或50ml的注射针管连接。待注射针管抽满时，由助手用另一把血管钳夹闭乳胶管，取下注射针管排出气体或液体，如此可以避免空气进入胸腔。然后注射针管再连接上乳胶管继续抽吸。

（四）注意事项

（1）穿刺过程中应严密观察患者的呼吸及脉搏，

对有紧张心理的个别患者应事先消除畏惧，可于穿刺前30min给予地西泮10mg或可待因0.03g以镇静镇痛。穿刺过程中如发生晕针或晕厥，应立即停止操作，并进行相应的处理。

（2）穿刺针进入胸腔不宜过深，以免损伤肺组织。一般以针头进入胸腔0.5～1.0cm为宜。在抽吸过程中，肺的复张牵拉刺激会导致患者咳嗽，应将针头迅速退到胸壁内，待患者咳嗽停止后再进针抽吸。

（3）每次穿刺原则上是抽尽为宜，但对大量胸腔积液，第一次抽液一般不超过800ml，以后每次抽液不超过1500ml。若因气胸或积液使肺长期受压，抽吸时速度不要过快，以避免复张性肺水肿的发生，当患者主诉胸闷难受时则应停止操作。

（4）操作过程中应密切观察患者的反应，如有头晕、面色苍白、出汗、心悸、胸部压迫感或剧痛、晕厥等胸膜过敏反应，应立即停止抽液，并给予皮下注射0.1%肾上腺素0.3～0.5ml，或进行其他对症处理。出现连续咳嗽、气短、咳泡沫痰等复张性肺水肿现象时，应给予吸氧、利尿等治疗。

（5）避免在第9肋以下穿刺，以免穿透膈肌损伤腹腔脏器。

（6）操作前后应监测患者生命体征，操作后嘱其卧床休息30min。

（7）对于恶性胸腔积液，可注射抗肿瘤药物或硬化剂以防止诱发化学性胸膜炎，促使脏胸膜与壁胸膜粘连，闭合胸腔，防止胸液重新积聚。具体操作：于抽液500～1200ml后，将药物（如米诺环素500mg）加生理盐水20～30倍稀释后注入。推入药物后回抽胸腔积液，再推入，反复 2～3 次后，嘱患者卧床2～4h，并不断变换体位，使药物在胸腔内均匀涂布。如注入的药物刺激性强，可致胸痛，应在注入药物前给予布桂嗪或哌替啶等镇痛药。

（五）并发症及处理

（1）气胸：胸腔穿刺抽液的气胸发生率为3％～20％，无症状者应严密观察，适当吸氧，并摄X线片随访。如有症状，则须行胸腔闭式引流术。

（2）出血、气胸：穿刺针刺伤可引起肺内、胸壁内或胸壁出血。少量出血多见于胸壁皮下出血，一般无须处理。如损伤肋间动脉可引起较大出血，形成胸腔积血，须立即止血，抽出胸腔内积血。肺损伤可引起咯血，小量咯血可自止，严重者按咯血常规处理。

（3）膈肌损伤，肝脏等腹腔脏器损伤。

（4）胸膜反应：部分患者穿刺过程中出现头晕、面色苍白、出汗、心悸、胸部压迫感或剧痛、晕厥等症状，称为胸膜反应。多见于精神紧张患者，为血管迷走反射增强所致。此时应停止穿刺，嘱患者平卧、吸氧，必要时皮下注射肾上腺素0.5mg。

（5）胸腔内感染：是一种严重的并发症，多见于反复多次胸腔穿刺者。为操作者无菌观念不强，操作过程中引起胸膜腔感染所致。一旦发生应使用抗菌药物，并进行胸腔局部处理，形成脓胸者应行胸腔闭式引流术，必要时外科处理。

（6）复张性肺水肿：多见于长时间胸腔积液经大量抽液或气胸患者。由于抽气或抽液过快，肺组织复张引起单侧肺水肿，患者出现不同程度的低氧血症和低血压。大多数发生于肺复张后即刻或1h内，一般不超过24h。患者表现出剧烈咳嗽、呼吸困难、胸痛、烦躁、心悸等，继而出现咳大量白色或粉红色泡沫痰，有时伴发热、恶心及呕吐，甚至出现休克及昏迷。处理措施包括纠正低氧血症、利尿、稳定血流动力学，必要时给予机械通气。

七、心包穿刺术操作

（一）穿刺前准备

（1）患者准备：知情同意书、心理辅导（必要时用）。

（2）药器械准备："三包"：消毒包、胸穿包（主要用其中的乳胶管及针线）、深静脉穿刺包（单腔管）。"两药"：利多卡因（2～3支）+5ml空针2个、肝素水+20ml空针1个；"四件套"：三通管、引流袋、口罩帽子、无菌手套。

（3）安全准备：心电监护、吸氧（推荐）、建立静脉通路、备除颤仪。

（二）操作步骤

（1）深静脉留置针预剪侧孔，检查导丝，摘去导丝盖帽。

（2）定位（患者取半卧位或坐位，仔细叩诊心浊音界，一般左侧第5肋间心浊音界内侧1～2cm处，剑突与左肋弓缘交界处或剑突下）。

（3）消毒、铺巾（消毒彻底，避免用半干的棉球简单擦拭，必须保证绝对无菌操作）。

（4）5ml空针抽取利多卡因，在心尖部缓慢进针，进针1cm以上，一般3cm以内，不超过5cm，以回抽见积液为宜，观察积液性状，或送检验科。

（5）换用深静脉穿刺包穿刺针，抽取5ml肝素水，自利多卡因消毒点缓慢刺入，回抽见心包积液后，反复缓慢推送回抽数次，使肝素水充分混合，避免产生血凝块。

（6）置入导丝。

（7）拔出穿刺针，用扩皮器扩皮。

（8）置入深静脉留置针，12cm左右（可根据患者体形适当调整）。

（9）拔出导丝（环圈打结，避免弹开污染）。

（10）调整置管位置，抽吸胸腔积液，保证引流通畅在位。

（11）消毒、蝴蝶瓣缝针固定，敷贴加固。

（12）穿刺置管后，肝素防凝血、适当止血及抗感染，一般24～48h拔除，复查心脏超声。

八、心肺脑复苏流程

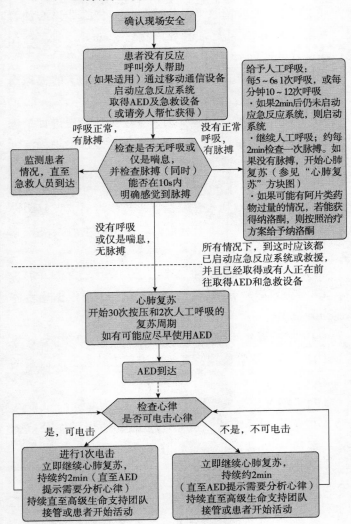

确认现场安全

患者没有反应
呼叫旁人帮助
（如果适用）通过移动通信设备
启动应急反应系统
取得AED及急救设备
（或请旁人帮忙获得）

给予人工呼吸：
每5~6s 1次呼吸，或每
分钟10~12次呼吸
·如果2min后仍未启动
应急反应系统，则启动
系统
·继续人工呼吸；约每
2min检查一次脉搏。如
果没有脉搏，开始心肺
复苏（参见"心肺复
苏"方块图）
·如可能有阿片类药
物过量的情况，若能获
得纳洛酮，则按照治疗
方案给予纳洛酮

呼吸正常，
有脉搏

没有正常
呼吸，
有脉搏

检查是否无呼吸或
仅是喘息，
并检查脉搏（同时）
能否在10s内
明确感觉到脉搏

监测患者
情况，直至
急救人员到达

没有呼吸
或仅是喘息，
无脉搏

所有情况下，到这时应该都
已启动应急反应系统或救援，
并且已经取得或有人正在前
往取得AED和急救设备

心肺复苏
开始30次按压和2次人工呼吸的
复苏周期
如有可能应尽早使用AED

AED到达

检查心律
是否可电击心律

是，可电击

不是，不可电击

进行1次电击
立即继续心肺复苏，
持续约2min（直至AED
提示需要分析心律）
持续直至高级生命支持团队
接管或患者开始活动

立即继续心肺复苏，
持续约2min
（直至AED提示需要分析心律）
持续直至高级生命支持团队
接管或患者开始活动